체질을 알고
체질대로 **살아라**

체질을 알고 체질대로 살아라
생명의 숨길, 폐와 체질 이야기

초판 1쇄 발행 2022년 12월 31일

지은이 구환석
펴낸이 장길수
펴낸곳 지식과감성#
출판등록 제2012-000081호

교정 양수진
디자인 정슬기
편집 정슬기
검수 정은솔, 이현
마케팅 정연우

주소 서울시 금천구 벚꽃로298 대륭포스트타워6차 1212호
전화 070-4651-3730~4
팩스 070-4325-7006
이메일 ksbookup@naver.com
홈페이지 www.knsbookup.com

ISBN 979-11-392-0855-9(03510)
값 16,000원

- 이 책의 판권은 지은이에게 있습니다.
- 이 책 내용의 전부 또는 일부를 재사용하려면 반드시 지은이의 서면 동의를 받아야 합니다.
- 잘못된 책은 구입하신 곳에서 바꾸어 드립니다.

지식과감성#
홈페이지 바로가기

생명의 숨길, 폐와 체질 이야기

체질을 알고
체질대로 살아라

한의사 **구환석**

결국 이 '체질 궁합'은 각자의 연인 또는 ...... 체크해 보자는데 그 목적이 있다. 다시 예를 들어 만약 아내가 태음...... 과 친구를 좋아하는구나 또는 원래 물건 욕심이 있어서 저렇...... 남편이 태음인이라면, 우리 남편은 술과 하루 세끼로 고...... 주는 것이다. (다시 말하지만, 그저 타고난 체질인데 ...... 라면, 원래 바깥으로 보이는 것을 중시하는 타입이...... 구나 배려해 주고, 소음인 남편이라면 원래 내실 ...... 과 가성비 등을 꼼꼼히 따지나보다 생각해 주는 ...... 하지만 원래 오지랖이 넓고 측은지심도 많아 바깥...... 저렇게 봉사...... 고 배려해 주고, 아내가

지식과감정

목차

프롤로그 8

chapter 1
사상체질 이야기

1. 동무(東武) 이제마의 사상체질   18
2. 용(龍)의 기상, 태양인   28
3. 얼리 어답터, 소양인   34
4. 머물러 견디고 견디어라, 태음인   39
5. 겨울왕국 엘사의 아름다움, 소음인   46
6. 사상(四象)에서 다시 8체질로   54
7. 확실해요? 내가 그 체질이 확실해요?   64
8. 사상체질 판별의 몇 가지 팁   68
9. 유전되는 체질, 체질 궁합   73

chapter 2
사람의 숨길, 폐와 기관지

1. 이제 응급실에 안 가고 싶어요(만성폐쇄성폐질환 COPD)   84
2. 항생제로 얼굴이 까매졌어요(비결핵성 항산균 NTM)   90
3. 나도 한의사인데 여기를 왔네요(비결핵성 항산균 NTM)   95
4. 진료실의 통역관, 엄마(기관지확장증)   100
5. 의사를 어떻게 믿어요? 의심 많은 소음인(천식)   105
6. 이제 죽으려나 봐요. 목에서 피가 나요(기관지확장증)   109
7. 음음…. 캑캑…. 목에 걸린 이게 뭔가요?(역류성 식도염, 매핵기)   115
8. 강아지를 기르면 안 될까요?(알레르기성 천식)   119
9. 담배 태우셨지요?   124

chapter 3

소리 없이 다가와 천지를 흔들다, 폐암

1. 폐암 4기입니다   130
2. 뇌로 전이되었습니다   134
3. 어깨만 아팠는데…. 1기인데 왜?   138
4. 간유리음영(GGO), 폐결절   142
5. 폐에 고름이 찼어요. 폐농양 환자 이야기   147
6. 뇌옥(牢獄)의 폐섬유증에서 건강의 강녕(康寧)까지   151

chapter 4

건강한 엄마, 더 건강한 아이

1. 우리 며느리 아기 좀 보게 해 주세요   158
2. 턱에 난 이 발진이 자궁과 관련 있다고요?   162
3. 소양인 태음인 소음인 여성 난임의 원인도 가지가지   166
4. 키가 클 수 있을까요?
   (각 체질별 아이들의 성장 치료 팁)   171
5. 이렇게 기침을 하니 키가 안 크나 봐요
   (태음인 목음체질 소아천식)   179
6. 표현하지 못하는 아이들, 놓치는 엄마들
   (태음인 목양체질 소아천식)   183
7. 농구선수가 꿈인데 숨쉬기가 힘들어요
   (소음인 수양체질 흉통, 가슴 답답함)   188

chapter 5

체질별 달라지는 몸, 달라지는 병

1. 어, 갑자기 손발이 저려요(태음인 뇌출혈)   194
2. 태음인의 공포, 중풍과 급사(태음인 심장마비)   198
3. 10년을 괴롭힌 소음인의 위장질환(소음인 위염)   202
4. 체질별 어지럼증의 이유는 무엇일까?   207
5. 태양인 부부의 난임   212
6. 소음인의 생리를 멈춘 스테로이드제(소음인 주부습진)   217
7. 감기만 오면 편도가 붓는 소양인 아이   221

chapter 6

내 몸을 위해 골라 보는 정보 Dust Worst Best

1. 감기약에 대한 불편한 진실   232
2. 마음의 병, 폐암   237
3. 네 부모를 공경하라. 그리하면 이 땅에서 네 생명이 길리라   242
4. 한약은 간을 망가뜨린다? 놉!   246
5. 체질에 따라 다른 건강지표, 완실무병   252
6. 경옥고가 좋은 체질, 공진단이 좋은 체질   259
7. 보약은 영양제? 치료 약?   264
8. 역병의 시대, 코로나 후유증   269
9. 한방과 양방, 그 따로 또 '같이'의 길   275

프롤로그

약이 무려 9가지였다. 이제 겨우 세 살. 아이는 연일 기침을 하다 아예 천식으로 넘어갔고, 도대체 차도가 없어 큰 병원으로 가 보자 해서 찾은 대학병원. 제법 많은 환자를 본다는 그 병원에서는 아무렇지 않게 무려 아홉 종류의 약을 처방했다. 도대체 이게 뭔가? 이 많은 약을 한꺼번에 먹으라고? 놀라운 것은 그 병원을 찾는 수많은 어린아이가 모두 이렇게 처방을 받고 있다는 것이었다. 매번 이런 처방으로 아이들의 당장의 증세가 조금 빨리 나아질지는 모르지만 그렇게 나은 것이 과연 나은 것인가. 진실로 회복된 것인가. 안 되겠다, 내가 해 보자. 기관지와 폐의 '사기(邪氣)'를 없애고 '정기(正氣)'를 넣어 주는 방법을 한의학으로, 내 손으로 찾아보자.

그저 평범한 한 명의 한의사로, 특별히 어느 증세에 더 큰 관심을 두기보단 넓게 넓게 다양한 질환의 환자들을 만나고 있던 내게 첫아이의 기침과 천식은 처음으로 한의학이 찾아야 할 길이 무엇인가를 곰곰이 생각해 보게 하는 계기가 되었다.

그러나 특정한 분야를 연구하면 연구할수록 해결되지 않는 문제가 있었다. 같은 증세라도 이상하게 환자마다 조금씩 차이가 나는 것이었다. 증세의 차이는 물론이고 처방에 대한 반응 자체가 다른 것이다. 똑같이 땀을 흘리는 환자라도 누군가는 땀으로 인해 오히려 컨디션이 좋아지고 또 누군가는 기진맥진해지는 차이가 도대체 어디서 나오는가. 물론 이것이 사상의학의 여러 분야에서 다루고 있던 문제인 것을 모르지 않았으나 흔연히 받아들이지 못하고 있던 찰나, 문제는 다시 주변에서 발생한다. 1년 후.

  오래전부터 해외여행 한번 해 보자 노래를 부르던 가족들이 드디어 이름도 낯선, 그러나 낯선 만큼 흥미로울 코타키나발루라는 곳으로 여행 계획을 잡게 된다. 한껏 들뜬 며칠을 보내고 이제 내일이면 막 여행을 떠나려는 그 밤. 세 살 딸아이의 열이 오르기 시작했다. 물론 수년간에 걸쳐 한 달에 한 번씩 고열 증상이 있고 여행을 떠나기 일주일 전에도 조금씩 열이 오르다 내리다를 반복하고 있기는 했으나 큰 기침이나 가래 등 다른 증상이 보이지 않아 그냥 조금 조심하자 하고 있던 상황이었는데 떠나기 하루 전 밤새 내내 39℃의 고열이 다시 시작된 것이다. 그런데 신기하게도 정말로 다른 기관지 증세는 없고 그렇다고 폐렴도 아니고 오로지 열만 오르고 있었다. 아, 여행은 무슨, 관두자. 그렇게 포기하고 모두 취소를 하려는데 아이의 열이 다시 또 스르르 내려가는 것이다. 그것참 귀신이 곡을 하는 것도 아니고 어떻게 할까 고민. 네 살 큰아이는 무슨 일인가 싶어 엄마 아빠만 번갈아 보고. 아내는 이러지도 저러지도 못하며 역시 남편의 눈만 바라보고.

그래, 가 보자. 비상약들을 좀 준비하고 일단 한번 가 보자, 결심이 서고 바로 인천으로 출발. 공항에서 기도하듯 딸아이의 얼굴을 보며 괜찮아, 괜찮아 주문처럼 두 눈을 마주치고 짐을 모두 싣고 자, 이제 이륙이다 외치려는 순간. 이런, 아이의 머리가 다시 뜨끈해지기 시작했다. 그리고는 이내 37℃, 38℃ 그리곤 다시 39℃. 체온계의 높이가 수직상승하고 있었다. 이륙 30분 전. 그리곤 도대체 무슨 정신으로 어떻게 집으로 돌아왔는지 모르겠다. 당시 우리가 탔던 그 비행기는 다시 짐을 빼고 아이를 안고 달리는 우리들로 인해 근 30여 분 이상 이륙이 지체될 정도였으니 지금까지도 송구한 마음이고 또 그만큼 상황이 급박했다.

집에 돌아오자마자 책을 폈다. 해열제도 소용이 없고 열은 수일간 올랐다 내렸다만 반복한다. 그런데 또 기침과 가래는 없다. 더 무서운 것은 불한출(不汗出). 땀이 나지 않는다는 것이었다. 그때 불현듯 이제마 선생의 '동의수세보원'이 생각났다. 학부 때 배우고 그 후로도 조금씩 관심을 두고 있기는 했으나 특별히 확신으로 보고 있지 않던 그 책을 다시 편 것이다.

'소양인 비수한표한병론(脾受寒表寒病論)'. 딸아이는 소양인이었다. 허겁지겁 책을 읽어 나가다 발견한 '형방패독산'. 눈이 번쩍 뜨였다. 원래의 한의학 기본에서는 장중경의 '상한론'을 따라 딸아이와 같은 불한출이번조(不汗出而煩躁)에는 마황을 넣은 '대청룡탕'을 쓰는 것이 보통이었다. 그러나 이제마 선생은 이것을 참고하되 각각의 체질별 다른 처방을 내렸는데 특히 소양인에 있어서는 마황과 석고를 뺀 '형방패독산'을 쓰라고 주문한 것이다. 이것은 비대신소(脾大腎小), 즉, 비장의 기능이 더 항진되어 있는 소양인이 열이 오르고 땀이 나지 않을 때는 분명 비장으로 열이 몰리는 것을 생각했던 것이다.

그날 아이는 단 한 포의 약을 먹고 바로 땀이 나기 시작했다. 그리곤 '번조'로 인해 답답해하던 가슴도 편안해졌다. 실로 놀라운 경험이었다. 이후 아이는 이유 없이 열이 나는 증상을 단 한 번도 겪지 않았다.

이제마 선생의 '사상체질'과의 운명은 그렇게 시작됐다. 그 후 20여 년 동안 수많은 임상경험을 가지며 나는 사상체질이 얼마나 놀라운 과학인지, 후세에게 남겨진 얼마나 큰 선물인지를 늘 경이의 눈으로 경험하며 살고 있다. 이 책은 그 경이로운 경험과 감동의 치료 현장들을 풀어 세상에 알리기 위해 준비되었다. 오늘도 수많은 질병과 질환으로 고통받는 환자분들 그리고 그 가족들께 이 책이 어두운 터널의 작은 등불 하나쯤은 되길 간절히 소망한다.

끝으로 감사의 말씀을 전하고픈 몇 분을 밝힌다.

가장 먼저 자랑스럽게 말씀드리고 싶은 광주 자연그린한방병원의 최희석 원장님. 늘 좌충우돌 헤매던 후배이자 제자를 단단한 말씀과 따뜻한 가르침으로, 드디어 사상체질과 8체질

론의 세계로 인도해 주신 스승이시다. 머리말을 빌어 스승께 감히 큰절로 깊은 존경의 마음을 표하고 싶다. 그리고 한 분 더, 경희장수한의원의 윤성중 원장님. 감히 우리나라 본초학의 최고봉이시다 이름하고 싶을 만큼 본초학과 한약재에 조예가 깊으신 분이다. 이제마 선생이 사용하신 한약재들은 같은 이름이라 하더라도 중국과 다른 한약재들이 많았는데 이런 본초학의 시작과 끝을 두루 밝히고 계신 분이 바로 이 윤성중 원장님이시다. 역시 또 한 분의 높고 높은 스승이시다.

특히 서울백병원의 구호석 병원장님. 늘 서양의학과 동양의학의 원활하고 겸손한 커뮤니케이션에 애쓰는 이 고마운 나의 동생에게도 감사를 표하며, 사상의학에 대해 늘 자유로운 토론을 마다하지 않는 동의사상연구회 회원 한의사 선생님들과 대조한의원 장재훈 원장님께도 감사함을 전한다. 또 부족한 사위를 늘 아껴 주시고 물심양면으로 마음을 나눠 주시는 장인어른, ㈜우성통신의 우보현 대표님께도 특별한 인사를 올리고 싶다. 그리고 아버지. 이제는 물을 건너 먼 곳으로 떠나신 나의 아버지. 부산중학교 교장으로 재직 중 돌아가신 아버지는 늘 한의사가 된 아들을 자랑스러워하셨다. 내게도 역시 크고 높은 자랑이었던 나의 아버지 구재흔 님께 이 책의 모든 것을 바친다.

(참고로 책 속에 등장하는 각 사례의 이름들은 가명으로 처리했다.)

2022년 12월

제중한의원 진료실에서 **구환석**

> "널리 의학을 밝혀 집집마다 의학을 알고 사람마다 병을 알게 된 연후에야 가히 장수하고, 근원을 보존하게 될 것이다."

– 동무 이제마

건강이란 저절로 주어지는 것이 아니고, 알고 실천하며 가꾸어 가는 것이다. 동양의학의 오랜 전통과 이제마 선생의 독창성이 결합된 사상체질의학을 통해 독자 제위 모두의 '강녕'의 삶이 이어지길 기원한다.

太陽人 哀性遠散而 怒情促急
哀性遠散則 氣注肺而 肺益盛 怒情促急則 氣激肝而 肝益削
太陽之臟局 所以成形於肺大肝小也
少陽人 怒性宏抱而 哀情促急
怒性宏抱則 氣注脾而 脾益盛 哀情促急則 氣激腎而 腎益削
少陽之臟局 所以成形於脾大腎小也
太陰人 喜性廣張而 樂情促急
喜性廣張則 氣注肝而 肝益盛 樂情促急則 氣激肺而 肺益削
太陰之臟局 所以成形於肝大肺小也
少陰人 樂性深確而 喜情促急
樂性深確則 氣注腎而 腎益盛 喜情促急則 氣激脾而 脾益削
少陰之臟局 所以成形於腎大脾小也

태양인 애성원산이 노정촉급
애성원산즉 기주페이 페익성 노정촉급즉 기격간이 간익삭
태양지장국 소이성형어페대간소야
소양인 노성굉포이 애정촉급
노성굉포즉 기주비이 비익성 애정촉급즉 기격신이 신익삭
소양지장국 소이성형어비대신소야
태음인 희성광장이 낙정촉급
희성광장즉 기주간이 간익성 낙정촉급즉 기격페이 페익삭
태음지장국 소이성형어간대페소야
소음인 낙성심확이 희정촉급
낙성심확즉 기주신이 신익성 희정촉급즉 기격비이 비익삭
소음지장국 소이성형어신대비소야

chapter 1

사상체질 이야기

태양인은 애성(슬퍼하는 성질)이 멀리 흩어지고 노정(노하는 마음)이 바쁘고 서두른다. 애성이 멀리 흩어지면 기가 폐에 흘러들어 폐가 더욱 왕성해진다. 노정이 바쁘고 서두르면 기가 간에 부딪혀 간이 더욱 깎인다. 이것이 태양의 장국이 폐대간소 하게 형성되는 이유다.

소양인은 노성(노하는 성질)이 크게 끌어안고 애정(슬퍼하는 마음)이 바쁘고 서두른다. 노성이 크게 끌어안으면 기가 비에 흘러들어 비가 더욱 왕성해진다. 애정이 바쁘고 서두르면 기가 신에 부딪혀 신이 더욱 깎인다. 이것이 소양의 장국이 비대신소 하게 형성되는 이유다.

태음인은 희성(기뻐하는 성질)이 넓게 펴지고 낙정(즐기는 마음)이 바쁘고 서두른다. 희성이 넓게 펴지면 기가 간에 흘러들어 간이 더욱 왕성해진다. 낙정이 바쁘고 서두르면 기가 폐에 부딪혀 폐가 더욱 깎인다. 이것이 태음의 장국이 간대폐소 하게 형성되는 이유다.

소음인은 낙성(즐기는 성질)이 깊이 단단해지고 희정(기뻐하는 마음)이 바쁘고 서두른다. 낙성이 깊이 단단해지면 기가 신에 흘러들어 신이 더욱 왕성해진다. 희정이 바쁘고 서두르면 기가 비에 부딪혀 비가 더욱 깎인다. 이것이 소음의 장국이 신대비소 하게 형성되는 이유다.

〈동의수세보원 사단론〉

1 동무(東武) 이제마의 사상체질

1837년 3월, 겨울바람이 아직 문 앞에 서성이던 어느 새벽. 이충원은 갑작스럽게 잠에서 깬다. 너무도 생생한 꿈에 가슴이 두근거리고 이상한 기분마저 드는 것이 더 이상 잠을 이룰 수도 없을 것 같다. 꿈속에서 이충원은 누군가 작은 말 한 마리를 끌고 와 "이 말이 제주에서 온 정말 좋은 명마인데 아무도 그 가치를 몰라주니 좀 길러 주십시오" 하는 통에 얼떨결에 말 한 마리를 품게 되었었다. 그것참, 꿈도 별스럽다 싶어 이내 새벽 별이나 맞아 볼까 주섬주섬 옷깃을 여미는 순간 바깥에서 마당 아범의 소리가 들린다.

"대감마님, 대감마님!"

다급한 소리가 이상해 급하게 무슨 일이냐 묻는데,

"좀 나와 보십시오. 누가 왔습니다."

문을 열고 바라보니 여자로서는 제법 키가 큰 젊은 여인과 그의 어미 뻘 되는 아낙이 서 있다. 그리고 강보에 싸인 아기.

동무 이제마와 할아버지 이충원의 첫 만남이다.

이제마의 집안은 함산, 지금으로는 함흥 지역에서 대대로 세를 이루고 살아온 나름의 명문가다. 조선 태조 이성계의 고조부인 목조의 둘째 아들 안원대군을 중시조로 모시고 있는 방계의 왕족이라면 왕족으로 후에 이름하여 '함산사촌파(咸山沙村派)'로 따로 불릴 만큼 명문 집성촌을 이루고 살아왔다. 비록 높은 벼슬에 나아간 이들이 많지는 않으나 무과에 급제한 이들도 적지 않아 지역에서의 명망과 세가 제법 탄탄한 편이었다. 문제는 이 집안은 희한하게 자손이 귀하다는 것이었다. 아예 장자의 손이 끊겨 차남의 아들을 양자로 들이고 그마저도 쉬이 병에 걸려 요절한 이들이 적지 않았으며 어찌어찌 아들을 얻고도 이내 아비가 죽는 등 집안 전체가 늘 빠른 상례를 일상다반사로 안고 살기도 했다. 그러던 와중에 지금 눈앞에 웬 아기가 있는 것이다.

사연인즉슨, 이제마의 아버지 이반오가 20대의 꽃 같은 첫 부인을 잃고 외로워하던 어느 날 우연히 들른 주막에서 시작된다. 친구들과의 도도한 흥취로 즐거이 한잔 술을 기울이던 진사 이반오는 내리는 비에 주막에서 하룻밤을 보내게 되는데. 한편에선 평소 딸의 외양이 여자로서는 지나치게 키가 크고 단아한 품새는 아니다 싶어 혼삿길을 두고 고민이 많던 주모가 그 밤으로 딸의 혼사를 치를 준비를 서두르기 시작한다.

깊은 밤, 술에 취해 잠들어 있는 이반오 진사. 그런데 어디선가 여인의 분내가 나고 갑자기 죽은 아내가 살아왔는가 마음이 훌훌 이상하다. 비는 내리고 칠흑 같은 어둠은 그 비를 가르고,

그렇게 밤은 깊어 갔다. 그리고 잉태된 그 밤의 생명.

이제마는 이렇게 첩도 아니요, 노비의 태생도 아닌 어느 길가 주막 여인의 몸을 빌어 태어난다. 그리고 마주한 할아버지. 사실 지금도 그렇지만 당시로서는 더욱더 그 어미의 근본을 따져 무슨 소리냐 내칠 만도 한데 할아버지 이충원은 그 순간, 바로 한 식경 전에 자신이 꾼 꿈을 떠올린다. 제주의 명마라며 잘 길러 달라던 누군가의 목소리가 떠오른 것이다.

제마. 濟馬. 먼 곳, 물을 건너온 말이라는 뜻의 그의 이름은 그렇게 탄생한다. 이제마.

그리곤 할아버지 이충원은 놀랍게도 그 아기를 아직 적장자가 없던 이반오의 적자로 올리고 그를 집안의 장손으로 '선포'한다.

이제마의 이 출신 문제는 후세의 호사가들에게는 이런저런 입길의 소재가 되기는 했으나 그의 성장 과정과 이후 행보에서는 그 어떤 문제도 되지 않을 만큼 집안에서의 그는 나름 단단한 입지를 다지며 자라게 된다. 문제는 이후 너무도 빠른 30대 젊은 나이에 아버지 이반오가 세상을 뜨고 이어 할아버지 그리고 의지했던 큰아버지 이반린까지 연이어 눈을 감으며 발생한다. 아마도 이제마의 의술에 대한 갈망은 이때부터 이미 시작되지 않았을까 한다.

아버지의 죽음 후 여러 어른의 죽음을 맞이한 이제마는 이후 집을 떠나 세상을 유람하며 홀로 세상 공부에 나선다. 그러다

21세에 아내를 맞이하는데 후에 나온 사가들의 이야기와 일부 평전에서 보면 이제마의 아내는 소음인이었을 것이라는 얘기가 중론이다. 특히 큰아들 용해의 체질이 소음인이었다는 후학들의 평가도 이를 뒷받침하는 근거로 사용되고 있다. 그러나 이제마 선생 스스로 확언을 한 것은 아니기에 그저 하나의 '의견'이고 '설(說)'일 뿐 확인된 것은 아니다.

어쨌든 대체적인 성격이 소음인과 '유사한' 얌전하고 조용한 성품에 약간은 예민함도 가진 이 아내와 태양인으로 알려진 이제마는 제법 마음이 잘 맞았는지 힘들 때마다 집을 나서던 이제마의 걸음이 아내를 맞은 뒤로는 흔연히 집에 묶여 있었던 것 같다. 그러나 그의 아내는 유난히 위장이 약하고 병약했던 것으로 보이는데 특히, 첫 아이를 낳고 산후조리가 채 끝나기도 전에 집안 할머니의 상을 치르며 그 병증이 더 심각해졌던 것으로 보인다. ('이제마 평전', 김종덕 외, 한국방송출판)

그리고 유난히 뜨거웠던 여름. 내내 상복을 입고 땀을 흘리며 애쓰던 이제마의 아내는 곧이어 닥친 역질을 이기지 못하고 결국 세상을 뜬다. 후에 이제마는 소음인으로 이렇게 식은땀이 저절로 나는 증상을 '양기가 손상되었다'는 뜻으로 망양증(亡陽證)이라 이름한다. (물론 이런 것들이 그의 아내가 소음인이었다는 하나의 근거로 얘기되고 있기도 하지만 이 역시 확인된 바는 아니고 그저 소음인들이 늘 조심해야 하는 망양증에 그가 좀 더 깊은 관심을 보였다고 판단하는 것이 맞을 것 같다.)

후일에 많은 이제마 연구자들은 이 아내의 죽음이 그에게 새로운 의술을 찾게 만든 결정적 원인이 되었을 것이라고 말한다. 근 반년여 아내를 지극정성으로 돌보고 갖은 방법을 다 썼으나 결국 뜻을 이루지 못하게 되면서 기존 의술에 대한 회의감에 빠졌을 것이라는 설명이다. 물론 그가 새로운 의술 사상 체질의학을 본격 고민하게 된 것도 이즈음이긴 하다.

이제마 선생의 호는 동무(東武)다. 동쪽의 무인. 실제로 그는 39세의 나이에 무과에 급제해 지금으로 치면 직업군인의 생활을 하기도 했다. 그 후 40대 내내 무관으로 일하다가 51세에 진해 현감을 끝으로 공직에서 물러난다. 그러나 선생은 현업에서 물러난 이 시기부터 오히려 더 맹렬하게 저술작업에 돌입했으며 이렇게 해서 나온 것이 성리학 철학서인 '격치고'와 의서 '동의수세보원'이다. 물론 이후 잠시 고원군수직을 맡기도 했으나 재임 기간은 길지 않았다. 무엇보다 이 잠깐의 고원군수 재직 기간 이전에 그는 고향인 함흥에서 '보원약국'이라는 한의원을 열어 환자를 보기 시작했으며 이 시기 전후로 상당한 수준의 임상경험을 쌓았던 것으로 알려져 있다.

바로 이 기간을 전후해 저술된 책이 '동의수세보원'이다. 이 책은 기존의 의학과는 전혀 다른 관점에서 인간의 체질을 음양오행이 아닌 사상(四象) 즉, 태양, 태음, 소양, 소음으로 나누고 그 각각의 체질별 증상과 처방을 따로 기술한 것으로, '성명론',

'사단론', '확충론', '장부론', '의원론', '광제설', '사상인병증론' 등으로 구성되어 있다. 이제마 선생은 1894년 갑오년에 이 책을 처음 완성한 이후에도 1900년 작고하는 그 순간까지 계속해서 덧붙이고 손보며 끊임없이 연구하고 기록했다.

이제마 선생의 사상체질의학이 놀라운 또 한 측면은 이것이 단순한 기능적 치료, 처방만을 강조한 것이 아니고 이름하여 '심성학(心性學)'을 그 기본으로 삼고 있다는 것이다. 다시 말해 사람의 병증을 알아보고 치료하기 위해서는 먼저 '사람'을 이해해야 한다는 것이다. 사람의 성격, 용모, 본성, 감정, 체형, 평소의 습관 심지어 걸음걸이와 말투 같은 행동거지까지 모두 파악해 이해하고 난 뒤에야 올바르게 그 사람의 체질을 판별할 수 있다는 것이다.

지난 2002년 출간된 '이제마 평전'(김종덕 외, 한국방송출판)에는 3.1운동 민족대표 33인 중 한 명인 최린과의 유명한 일화가 실려 있다. 1898년 21세의 최린은 항상 이유 없이 몸 여기저기가 아프던 차에 당시 소문으로 알려진 이제마라는 의원을 찾는다. 그런데 맥을 짚고 몇 가지 질문을 하고 심지어 글씨까지 쓰게 하던 이 의원이 느닷없이 그를 앞뜰로 데려가더니 장작더미를 옮기라고 요구하는 것이다. 이유를 알 수 없는 최린은 그저 시키는 대로 저쪽에서 이쪽으로 장작을 옮긴다. 그런데 이게 웬일? 이번엔 이쪽에서 저쪽으로 그 장작을 다시 옮기라는 것이다. 이렇게 하기를 3번. 병을 치료하기 위해 왔던

선비 최린은 기진맥진해서 쓰러질 지경이 되는데. 이때 터져 나오는 선생의 껄껄 웃음. 그리고, 덧붙이는 한마디. "자네는 소음인이 확실하구먼."

대체로 사람은 그 지위와 체면, 학식의 옷으로 자기의 본성을 숨기게 되는 경우가 많은데 극단적인 상황이나 극적으로 힘든 어떤 경우를 만나면 그 성격이 그대로 드러나기 마련이다. 때문에 이제마 선생은 이렇게 인위적으로 힘든 환경을 조성해 최린의 진짜 성격을 알아본 것이다. 더불어 소음인이었던 그에게 몇 가지 삼가고 조심할 것들을 당부하는데, 그 내용이 대부분의 소음인에게도 해당될 수 있는 내용이라 앞선 평전을 빌어 이곳에 잠시 옮긴다.

"자네가 금하고 조심할 것은 너무 즐겁거나 기뻐하지 말아야 하는 것이다…. 세상에 기뻐할 만한 것은 마음에(心中) 품고 하고자 하는 일이다. (이때) 순리대로 풀어 나가면 그 일이 아름답지만, 순리를 얻지 못하면 그 일이 아름답지 못하다. 그러나 일을 순리로 하든 그렇지 않든 무리하거나 지나치면 병이 된다…. 이는 모두 양기가 희심(喜心) 때문에 소모되는 것이다. 거듭 말하지만 세상일은 십중팔구 내 마음대로 되지 않는 것이니 세상에 어느 것이 사람을 매일 기쁘게 할 수 있겠는가? 그러나 사람은 매일 기뻐지려고 하기에 오히려 기쁨을 얻지 못하고 자연히 수심에 잠겨 즐겁지 아니하니 병이 된다. 그러므로 당장 모든 일이 잘 성사될 것 같을 때 오히려 일이 이루어지지 않을 수도 있다고 생각하면 오장(五臟)이 상하지 않고 하던 일 또한 더 잘 성사되는 법이다. 일이란 될 수도 있고 안 될 수도 있는데 항상 잘될 것이라고만 생각하면 바로 이것이 지나친 기쁨(浪喜)인 것이다. 따라서 너무 기뻐하면 오히려 마음이 상하게 되니 기뻐하는 마음을 반드시 경계하여야 한다." (위 같은 책)

그 후 병을 고친 최린은 선생의 집에 출입하며 사상체질의학을 연구하기 시작했고 이제마 선생의 사후엔 "선생의 창작인 '동의수세보원'은 동서고금을 통하여 일대 발명으로서 참으로 의학계의 일대 복음이었다"라고 술회하기도 했다.

이 이야기는 1971년 간행된 '대한한의학회지'(통권 31호)에 한의사 주동림 선생이 제공한 '여암문집-최린 자서전'에도 유사한 얘기가 나온다. 이 책에서 최린은 26세 때 함흥군 치촌(峙村)에 사는 친구 한석교의 집에서 함께 "동의수세보원과 한방의학을 연구하였다"라고 밝히며 21세 때의 이제마 선생과의 이 만남을 정확히 회고하고 있다.

앞서도 밝혔지만 동무 이제마 선생 이전의 한의학은 음양오행을 기본으로 의방과 처방을 삼고 있었다. 그러나 드디어 '이제마'라는 '의성(醫聖)'에 이르러 한의학과 사람의 성정(性情, 본성과 감정)을 살피는 '심성학'이 만나면서 사람이란 그 오장육부의 강약 곧, 항진과 저하 등이 각기 다르고 그것을 제대로 밝힌 뒤에야 같은 증세라도 다르게 처방하고 치료할 수 있음을 알게 된다.

'동의수세보원' 〈사단론〉에는 그것을 이렇게 밝히고 있다.

먼저 장부의 강약이 4가지로 다름이다.

人稟臟理 有四不同

肺大而肝小者 名曰 太陽人

肝大而肺小者 名曰 太陰人

脾大而腎小者 名曰 少陽人

腎大而脾小者 名曰 少陰人

(사람이 장(臟)을 타고나는데 네 가지 같지 않은 것이 있으니, 폐대간소(肺大肝小) 한 사람은 태양인이라 하고, 간대폐소(肝大肺小) 한 사람은 태음인, 비대신소(脾大腎小) 한 사람은 소양인, 신대비소(腎大脾小) 한 사람은 소음인이라 한다.)

다음은 사람이 쫓는 마음 욕심이 4가지로 다름을 밝힌 부분이다.

人趨心慾 有四不同

棄禮而放縱者 名曰 鄙人

棄義而偸逸者 名曰 懦人

棄智而飾私者 名曰 薄人

棄仁而極慾者 名曰 貪人

(사람이 욕심을 따르는데 네 가지 같지 않은 것이 있으니, 예(禮)를 버리고 방종하는 사람을 어리석은 사람이라 하고, 의(義)를 버리고 안일한 것만 구하는 사람을 게으른 사람이라 하고, 지(智)를 버리고 사사로운 일을 꾸미는 사람을 천박한 사람이라 하고, 인(仁)을 버리고 욕심이 대단한 사람을 탐욕스러운 사람이라고 한다.)

사상체질의학의 이 귀한 가르침을 주고 동무 이제마 선생은 20세기가 막 시작되던 1900년 11월 문하생 김영관의 집에서 향년 64세로 영면한다.

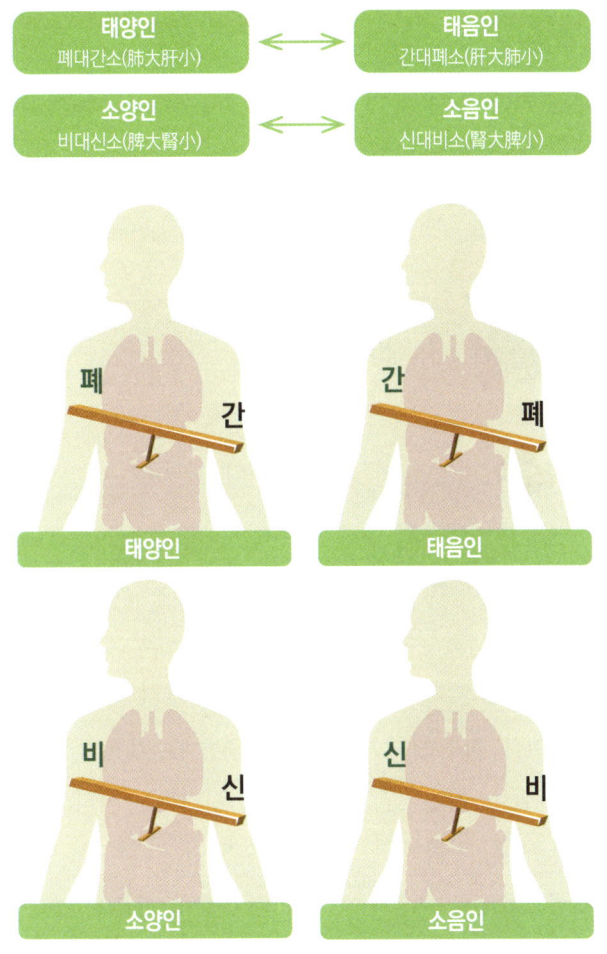

2 용(龍)의 기상, 태양인

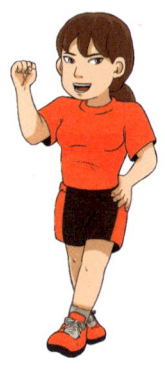

태양인(太陽人)
외형적 특징
· 머리가 크고 목덜미가 실하며 눈이 매섭다
· 상체는 튼실하지만 하체가 약하다
· 서있는 모습이 꼿꼿하다

건강지표
· 육식을 하면 몸이 불편해지고 채식을 하면 건강해진다
· 지나친 흥분과 분노는 경계해야 한다
· 소변이 시원하게 나오는 경우 건강하다
· '금' 장식구를 착용하면 피로해진다

 태양인을 설명하는 한 단어는 그 이름대로 '태양'이다. 보통 가장 남성적인 성격으로 표현될 만큼 반듯하고 흩어짐이 없으며 일체 사사롭지 않다는 소리를 듣는다. 특히 성정상 작은 일에 신경 쓰지 않아 때로 매정하다 느껴질 수 있고 도리가 아닌 것은 자존심을 굽히지 않으며 손해를 보더라도 사사로이 아첨하지 않는 이들이 많다.

 사상체질의학을 연구한 이제마 선생도 자신을 스스로 태양인으로 진단했는데 예나 지금이나 이 태양인은 거의 10분의 1

정도로 그 비율이 적다는 것이다.

  태양인의 주된 외형적 특징은 먼저 눈빛부터가 다르다. 통상 '용의 눈'으로 불리며 눈매의 기운이 일정하게 처음과 끝이 같고 일직선이다. 눈의 모양은 작은 경우도 있으나 대체보다는 조금 큰 경우가 많다. 이 눈매와 눈의 기운 때문에 용맹한 느낌을 주기도 하지만 때로 조금 '무섭다'는 인상을 주기도 한다.

  체형은 일반적으로 다른 체질에 비해 척추선(머리, 목에서 허리 꼬리뼈까지)이 바르고 곧다. 덕분에 서 있는 모습에 일정한 각이 있고 틈이 없어 꼿꼿한 느낌을 주기도 한다. 마치 발레를 배운 사람들이 반듯하게 서 있는 모습과 비슷한데 이것은 특별히 그렇게 바른 체형을 가지려 운동을 하거나 별다른 노력을 해서 갖는 몸 선이 아니고 그냥 '폐대(肺大)'한 기상에서 비롯되는 특징으로 타고나는 부분이 크다. 이런 모습은 성격상 보여 주는 용맹함, 비타협적 모습, 앞뒤가 똑같은 일관된 태도 등과도 연결된다.

  가슴(유방)은 언뜻 크게 보이지만 소양인이나 태음인보다는 평균적으로 작은 편이고 유방 자체가 풍부하지는 못하다. 엎드렸을 때 골반은 보통이거나 작은데 간혹 소양인에 비해 큰 이들도 드물게 있기는 하다. 피부는 비교적 거칠고 골격은 경직된 느낌을 준다.

  머리가 크고 목이 굵으며 얼굴은 약간 각지거나 반듯한 느낌을 준다는 것이다. 또 상체가 상당히 발달했는데 그에 반해 하체는 비교적 부실한 편으로 엉덩이도 역시 부실한 편에 속한다. 특히 다리의 힘이 약해서 오래 서 있지 못하며 간혹 옆으로 약간 기운 듯한 불안한 자세를 보이기도 한다.

성격상으로는 위에도 거론했지만 자신감과 내면의 기강이 강성해 무리 속에서 군계일학의 기상을 보인다. 말과 행동도 전혀 '꼼수'라는 것이 없어 언행일치의 표본처럼 보이는데, 문제는 이것이 조금 기계적인 느낌을 줄 수도 있다는 것이다. 다만 뜨거운 성정답게 화끈한 면모가 있고 일을 추진하는 능력도 상당히 빠르고 긴박하게 진행하는 경우가 많다. 우유부단함과는 완전히 거리가 먼 이런 성격 덕분에 무언가를 신속히 결정하고 진행해야 할 조직에서 보통 리더의 자리에 있는 이들이 많다. 반면 화를 잘 내는 게 문제다. 지지부진한 것을 견디지 못해 불같이 화를 내는 경우가 간혹 있고 조급함이 많은 것이 태양인의 단점으로 꼽힌다.

생전 이제마 선생은 '열격반위(噎膈反胃)'의 증상을 오래도록 가지고 있었는데 이것이 태양인의 주된 특징적 병증이기도 하다. 보통 태양인은 몸의 기운이 위쪽으로 뻗치고 상승하는 기운이 강해 음식물을 위장에서 받아 주지 못해 토하게 되는 경우들이 있는데 이것이 열격반위다. 풀어 보면, 먹거리가 밖에서 들어오는데 방해받음이 있는 것이 '열(噎)'이고 안에서 받아들이는데 자리 잡지 못하는 것을 '격(膈)'이라 하는데 '열'은 다시 말해 '목이 멘다(걸린다)'는 것이다. 이때 식도의 상부는 매우 건조해 겨우 물을 넘기고 음식을 넘겨도 아주 적은 양을 넘기게 된다. 현대의학에서는 삼킴이 힘들다 해 '연하곤란증' 등으로 치료하거나 역류성 식도염으로 진단되기도 한다.

이제마 선생은 특히 이 '열격반위'를 두고 사상체질의 '성정'의 측면과 장부의 특징으로 설명하기도 했는데 폐대간소(肺大肝小)가 그것이다. 폐는 보통 호산지력(呼散之力, 흩어지는 힘)이 강하고 간은 흡취지력(吸聚之力, 빨아들이는 힘)이 강한 특성을 갖는데 이로 인해 폐가 강한 태양인은 항상 인체에서 기액(氣液)이 나가려는 경향성이 강하고 모이려는 힘이 약하게 된다는 말이다. 말 그대로 기액이 붙어 있지 못하고 '흩뜨려지는' 것이다. 더구나 '간'은 혈을 저장하는 기능을 하는데 이 '간소(肝小)'의 선천적 특징으로 인해 혈의 기운마저 약해지는 것이다. 결국 강한 '폐'는 하필이면 '흩뜨리는' 힘이 크고 약한 '간'은 모으기엔 그 기능이 너무 작은 것이다.

또 태양인은 이런 약한 간의 기능들로 인해 화를 잘 내고 성격이 급한 특성이 있기도 하다. 사상체질의학에서는 이 부분을 두고 '태양인은 폐 기운이 강하다 보니 다른 체질에 비해 의지가 강한 측면이 있으나 문제는 밖으로만 보여질 뿐 이를 받아줄 간의 기운 즉, 붙잡고 유지하는 기운이 약해 일을 진행하는 데 있어서 끈기 있게 밀고 나가는 힘을 길러야 한다'라고 특별히 강조하기도 한다. 또한 태양인은 슬퍼하는 마음, 애심(哀心)을 조심해야 하나 그보다 더 조심해야 할 것이 화내는 마음 곧 노심(怒心)이라고 한다. 다른 체질보다 바깥으로 뻗치는 기운이 강해 화내는 마음이 폭발하면 속의 숨겨진 기운이 상할 수 있다는 것이다.

또 하나 태양인의 특징은 이렇게 '반위'에서 나타나는 일종의 구토 증세가 여타의 체질들과는 완연히 다르다는 것이다. 다시 '동의수세보원'으로 가 보자.

"소양인이 구토가 있다면 반드시 대열(大熱)이 있다. 소음인이 구토가 있다면 반드시 대한(大寒)이 있다. 태음인이 구토가 있다면 반드시 병이 낫는다. (그러나) 지금 이 열격반위는 차지도 뜨겁지도 실하지도 허하지도 않으니 태양인병이 아니면 무엇이란 말인가."

이것이 '해역(解㑊)'이다. 한자를 보면 알겠지만 '이해하기에 감질이 난다는 것'이다. 이것인지 저것인지 분명치 않고 증세로도 이랬다저랬다 알 수 없다는 말이다. 그래서 '해역'은 추운 듯하나 춥지 않고, 더운 듯하나 덥지 않고, 약한 듯하나 약하지 않고, 강한 듯하나 강하지 않은 특성을 이르는 것이다. 실로 무엇이라 이름할 수 없어 '해역(解㑊)'으로 부르는 것이다.

이런 특징으로 인해 '상체는 완전하게 튼튼한데 하체가 늘어지고 말라 장딴지가 저리고 걸어가지 못하는 것'이 태양인 해역의 이유로도 꼽힌다. 전형적으로 몸의 기운이 위로 솟구치는 태양인의 특징이라는 설명이다.

다만 위와 같은 열격반위 그리고 해역의 증세와 특징이 나타날 시 10의 8, 9가 거의 모두 태양인이지만 간혹 소음인의 일부에서도 이런 구토 증세를 동반하는 '열격' 증세가 있을 수도 있다는 것이 이어지는 이제마 선생의 가르침이다.

끝으로 태양인을 위한 생활 팁 하나!

태양인은 '금'을 차고 다니면 쉽게 피로해질 수 있다. 혹시 인공치아를 할 일이 있을 때도 가능하면 금니 대신 '지르코니아'라는 성분의 치아를 인공물로 선택하기 바란다. 태양인에게 '금'은 매우 '불편한' 물질이다.

그래도 다행인 것은, 태양인은 그의 성정처럼 병도 역시 복잡하지 않고 단순하다는 것. 허리면 허리, 역류성 식도염이면 역류성 식도염처럼, 한두 개 정도의 병만 호소하지 소음인들처럼 머리에서 발끝까지 병을 호소하는 것은 드물다. 다만 그렇게 한두 개 증상만 호소하다 이후 병이 깊어지고 난 뒤에야 진단을 받는 것은 또 다른 위험일 수 있으니 태양인들은 더더욱 자신의 건강 상태를 유심히 살필 필요가 있다.

(참고로 유명인 중 대표적 태양인은 연예인 박명수 씨, 라미란 씨, 고 박정희 대통령, 고 이건희 회장, 박근혜 전 대통령 등으로 생각된다.)

3 얼리 어답터, 소양인

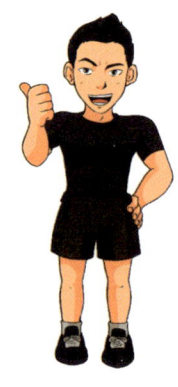

소양인(少陽人)
외형적 특징
· 가슴 부위가 잘 발달해 있다
· 어깨가 딱 벌어진 느낌을 준다
· 엉덩이 부위가 빈약해 보인다

건강지표
· 손발에 땀이 나는 것이 건강하다
· 변비나 설사가 없는 것이 건강하다
· 식사 속도가 빠른 편이므로 천천히 먹는 습관이 필요하다
· 신경과민 증상이 생기기 쉬우므로 주의를 요한다

 사실 가장 왕성하고 뜨겁게 바깥으로 자기를 표출하는 대표적인 체질이 태양인인 것처럼 보이지만 가만히 들여다보면 소양인이야말로 밖으로 발산하는 성정이 만만치 않다. 그래서 어둠을 뚫고 이제 막 아침 해가 떠오르는 양상과 비슷하다는 말을 듣기도 한다. 덕분에 바깥으로 나타나는 성격적 특성들이 태양인보다 더 태양인처럼 뜨겁고 활기차며 모든 것이 생기 있고 활달하다. 특히 여성으로 보면 마치 남성 같은 성격을 보여주는 이들이 대체로 이 소양인에 속한다. 다만 태양인처럼 하

체가 약해 부실할 수 있지만 대신 가벼워 행동이 빠르고 날렵하며 민첩한 느낌을 주면서 변화에 빠르게 적응해 가는 사람들이 이들 소양인이다.

이 소양인의 장부적 특징은 '비대신소(脾大腎小)'다. 다시 말해 비장이 크고 신장이 작다는 것인데 여기서 크고 작다는 것은 거듭 말하지만 물리적 크기가 아니라 기능상의 항진과 저하 상태를 표현하는 것이다. 이 때문에 비장(한의학에서의 '비장'은 현대의학의 '췌장'을 말한다)이 크다는 것은 비교적 소화 기능이 좋고 대신 '신소(腎小)'는 신장 기능이 약하다는 말이다. (한의학에서의 '신장' 개념은 현대의학의 '신장'보다 넓은 의미로 사용돼 신장, 방광, 자궁, 전립선 등 생식기까지를 모두 포함한다.)

다만 여기서 '비대'라는 부분을 특별히 유념해 볼 필요가 있는데, 소화 기능이 좋다는 말을 뒤집어 보면 결국 식체나 식울체가 오래돼도 잘 느끼지 못하고 가벼이 취급할 수도 있다는 말이기 때문이다. 다시 말해 아무리 '비대'의 특징을 타고났더라도 소화 문제에 더 신경을 써야 하는 이들은 어쩌면 소양인일지 모른다는 것이다. 더구나 소양인은 심화(心火)에 의해 체증이 나타나기도 하고 때로는 두통 등이 오래갈 수도 있어 절대 가벼이 보지 말라는 것이 동무 이제마 선생의 조언이다.

실제로 소양인은 일종의 '화열(火熱)'로 인해 병을 일으키는 경우가 많은데 자주 체하는 만성 소화 장애, 지속적인 두통,

이비인후과 질환, 알레르기성 접촉성 발진, 목이 뻣뻣해 고개를 옆으로 잘 돌리지 못하는 '항강(項强)' 등이 그 대표적 증상이다. 특히 앞서도 말했지만 '비대'이면서 '만성 소화 장애'라는 것은 결국 가지고 태어난 소화기는 나름 튼튼한데도 심리적 불편함, 심리적 '화(火)'를 잘 다스리지 못해 오히려 좋은 기능을 제대로 누리지 못하고 살 수도 있다는 말이니. 그만큼 '마음'이라는 것이 인체에 미치는 영향이 얼마나 큰 것인지 새삼 알 수 있는 부분이기도 하다.

소양인은 또 유난히 염증성 질환을 앓는 경우가 많다. 이것은 비대(脾大)라는 체질상의 특징으로 인해 속으로 열이 발생하는 것(內熱)과 관련되는데 여기에 스트레스라고 하는 심리적 화(火)가 결합하면서 염증이 생기는 것이다. 문제는 이렇게 '화'와 '열'이 만드는 질환들이다 보니 소양인의 경우 그 전이와 전변이 매우 빨라 가벼운 것 같다가도 며칠 내로 급하게 악화되는 경우가 많다는 것이다. 그러면서도 다행스러운 점은 소양인의 경우 이렇게 빠르게 변하는 증세를 스스로 잘 감지하는 특징이 있다는 것. 소음인들이 중증의 증세가 나타나기 전까진 기껏 피로감 정도로나 생각할 뿐 분명한 자각증세를 느끼지 못하거나, 태음인들이 내부의 견디는 힘으로 인해 증세를 '잘 참는' 것과는 다르게 소양인은 느끼고 감지하는 능력이 조금 남다르다는 말이다. 물론 병원을 찾는 발도 빠르다.

소양인들이 이렇게 모든 일에 빨리빨리 행동하고 빨리 식사하면서 오지랖도 넓고 소변도 잦은 이유는 그래야 심장의 '화(火)'가 처리되기 때문이다. 우스갯소리지만 우리 집에선 태음인인 아들이 소양인인 아빠에게 제법 자주 하는 말이 이 말이다. "왜 이렇게 서두르십니까?"(ㅜㅜ) 물론 소양인인 아빠는 태음인 아들의 여유로움에 다시 화가 치밀어 이렇게 응수한다. "좀 빨리해라. 왜 이렇게 느리냐?"

물론 따지고 보면 태음인의 이 여유로움이 맞을 때가 많다. 천천히 여유로울수록 살피고 다질 부분이 더 잘 보이기 때문이다. 그러나 어쩌랴. 타고난 소양인의 심장이 활활 타오르고 있으니 말이다. (그래도 태음인의 이 여유로움은 좀 배우고 싶구나, 아들아 ㅜㅜ)

이 소양인은 다른 무엇보다 대변이 시원한가를 잘 봐야 하는데 여러 증상에도 대변이 원활하다면 크게 걱정하지 않아도 된다. 반면 변비가 심하고 길게 지속되고 있다면 건강 상태에 빨간불이 들어왔음을 알아야 한다. 소양인의 변비는 역시 안으로 많은 열 즉, 내열(內熱)이나 진액 부족 또는 폐-대장 기운의 저하 특히 하복부의 기가 뭉치는 울체가 대장 기운에까지 영향을 끼쳐 생기는 경우가 많아서다. 더 큰 문제는 이런 변비가 심해지면 몸 안의 열독이 내려가지 못해 가슴 부위가 뜨겁고 답답해지는 느낌을 받는다는 것이다. 이 상태가 이어지면 독소가 누적되면서 중병이 나타날 수도 있으니 소양인은 자신의 변비

증세를 예의 관찰해야 한다.

설사도 마찬가지다. 태음인과 태양인의 설사보다 소양인의 설사는 더 위급해서 특히 하루 네다섯 차례 설사가 이어지면 중병으로 가려는 신호일 수 있으니 빠르게 방책을 마련해야 한다.

어쨌든 소양인은 이렇게 열이 많은 체질이다 보니 가능하면 서늘한 음식을 먹는 것이 좋은데 닭고기보다는 돼지고기, 콩보다는 보리와 팥, 녹두, 해산물로는 전복, 새우, 게, 과일로는 시원한 수박, 참외 등이 좋다. 다만 뜨거운 성분인 파, 마늘, 고추, 생강, 인삼, 홍삼 등은 조심해야 한다. 그리고 술은? 찬 성분을 가진 보리가 주성분인 맥주는 과하지 않으면 맛나게 마셔도 좋다.

그 외도 열이 많은 체질이라 여름나기에 조심해야 하며 하체가 약하니 특별히 요통과 무릎관절통도 잘 살펴야 한다.

(소양인으로 판단되는 유명인은 연예인 최민식, 성동일, 이효리, 송혜교, 김혜수 씨 등으로 생각된다.)

머물러 견디고 견디어라, 태음인

태음인(太陰人)

외형석 특징

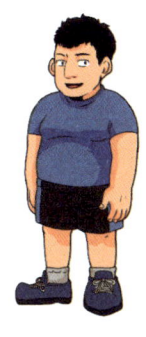

- 대체로 중후하고 점잖으며 의젓한 느낌이다.
- 허리 부위 형세가 살이 많고 서 있는 자세가 굳건해 보이고 살이 찌고 체격이 건실하다
- 어깨, 목 부위(승모근)가 자주 뭉치고 두꺼운 편이다
- 흉곽의 폭이 대체로 두꺼운 편이다

건강지표

- 땀이 충분히 나는 경우 건강하다
- 체중증가가 심할 수 있어 주의를 요한다
- 선천적으로 폐, 기관지 기능이 좋지 않아 주의해야 한다
- 대사성 질환 예방을 위해 과식, 과음은 피하는 것이 좋다
- 술이 센 편이다

태음인의 장부 특성은 간대폐소(肝大肺小)로 폐대간소 했던 태양인과는 정확히 반대되는 특성을 가지고 있다. 때문에 앞서 태양인이 폐의 호산지력(呼散之力)이 강하고 간의 흡취지력(吸聚之力)이 약하다 했던 것을 뒤집어 생각해 보면 몸 안에서 기액이 어떻게 흩뜨려지고 어떻게 붙잡히는가를 정확히 알 수 있다. 이 말을 다시 풀어 보면 '열격반위'로 음식이 위장에서 제대로 소화되지 못하고 자꾸 위로 올라오는 태양인과는 반대로

태음인은 먹는 대로 열심히 잘 소화가 이루어진다는 것이다. 실제로 태음인은 먹성이 좋아 자주 간식을 찾는 이들이 많으며 이렇게 잘 먹고 잘 소화시키는 특성 덕분인지 전체적으로 신체도 큰 편이다. (이런 '간대'한 특성은 고통스러운 항암 방사선 치료를 견디는 힘에도 영향을 미쳐 다른 체질에 비해 치료 도중 사망률이 상대적으로 적은 편이기도 하다.)

또 허리는 굵고 목이 짧은 편이며, 골격이 크고 손발도 비교적 큰 편에 속한다. 다만 손발에 자주 쥐가 나고 저릴 수가 있어서 늘 조심해야 한다.

그러나 태음인의 체형 특징은 무엇보다 비만(肥滿), 비습(肥濕)한 형상을 갖는다는 것이다. 소양인도 일부 그럴 가능성이 있지만 태음인은 열의 아홉이 그렇다. 체형기상은 어깨, 가슴, 배, 엉덩이가 모두 1자 형으로 전후좌우가 모두 발달해 있으며 여성의 경우 가슴 크기도 작지는 않은 편이다. 이들 태음인은 요즘과 같은 현대인의 생활에서 만약 식이조절이 제대로 이루어지지 않으면 거의 100% 모두 고도비만에 도달할 위험이 상당히 큰 체질이기도 하다. 유명인들로 치면 개그맨 강호동, 김준현, 야구선수 류현진 등이 그 예가 될 수 있다.

태음인의 인상은 보통 동물 '소(牛)'에 비견된다. 누가 옆에서 자극을 주어도 잘 움직이려 하지 않고 묵직하며 위엄도 있어 나름 주변으로부터 '괜찮은' 신뢰를 얻기도 한다. 특히 모든 것을 수용하고 받아들여 견뎌 내려는 자세가 남달라 그 또한 믿음직스러운 인상을 남긴다.

피부는 두꺼워 보이나 유연하고 부드러우며 높은 흡수능력으로 물기운을 함축해 더 촉촉한 느낌을 준다.

얼굴을 보면 호남형으로 '인상 좋다'는 소리를 많이 듣는 이들 역시 태음인으로 보통 포동포동한 '달덩이'의 인상, 부처와 '달마도'의 너그러운 인상과도 연결된다. 위에 예로 들은 강호동 씨 외에 연예인 강부자, 최불암 등의 인상처럼 까칠하게 내치기보단 '수용'하는 인상이 대부분이다. 이런 태음인의 인상은 어린아이도 다르지 않아서 보통 덩치가 크고 의젓하게 보이며 어린아이인데도 묵직한 위엄을 보이는 경우가 많다.

위와 같은 체형적 특징만으로도 태음인 성격의 절반쯤은 가늠이 되는데 우리가 보통 덩치가 크고 조용한 사람들에게서 짐작하듯이 태음인은 일상에서 크게 동요하는 법이 없다. 가능한 정중동(靜中動)으로 중심을 잘 지키는 편이며 동작이 좀 굼뜨다, 느리다는 느낌을 주지만 대신에 꾸준하고 인내하는 힘이 강해 한결같다는 인상을 줄 수 있다. 특히 말씨도 근엄하고 묵직한 느낌을 가진 경우가 대부분으로, 말솜씨가 있든 없든 작은 소리 몇 마디만으로도 묵직한 기상을 그대로 드러낸다.

태음인의 감정의 상태는 늘 기쁜 것을 바탕으로 넉넉한 웃음과 너그러움을 가지고 있다. 먹고 마시는 의식주만 해결돼도 충분히 넉넉할 수 있으며 외부적 상처에도 비교적 잘 견뎌 낸다. 그리고 보면 그토록 궁핍했던 100년 전 인구의 약 50%가 태음인이라고 했던 것도 다 이유가 있다. 아무리 의식주가 힘들고 곤란해도 어느 체질보다 잘 이겨 내는 이들이 태음인이니 생존에도 유리했을 것으로 보이기 때문이다.

그런데 힘들고 궁핍한 지경을 이렇게 잘 이겨 내면서도 또 금은보화나 치장하기를 유난히 좋아하는 이들도 태음인이다. 물론 소양인들도 이렇게 자신을 장식하고 꾸미기를 좋아하지만 이것은 태음인에 비할 바가 아니다. 특히 소유욕에 있어서 그렇다. 보통 소양인들은 자신을 꾸미고 장식하는 이유가 밖에 '보이기', 타인에게 '드러내기'에 집중된 측면이 있다면 태음인들은 '소유'와 '향유' 모두에 가치를 두는 성향이 강하다.

태음인의 이 물질적 욕심은 조금 유별난 측면도 있어 그 끝을 알 수 없게 욕심을 낼 때가 있는데 특히 사업을 할 때 너무 무리한 사업확장의 모습으로 나타날 수도 있다. 이런 부분은 스스로 태음인이라면 조금 경계할 필요가 있다.

그래도 세상의 즐거움에 대해 '함께' 그리고 '같이'의 가치를 알고 주변과 나눌 줄 아는 이들 역시 태음인이어서 덕분에 조직의 리더가 되면 직원들에게 또 다양한 보너스를 줄 줄 아는 이들도 태음인의 특징에 가깝다.

다만 점잖고 근엄한 외형적 느낌에도 불구하고 유난히 '겁심(怯心)'이 많은 이들이 태음인이라는 것이 아이러니다. 보통 소음인들이 겁이 많을 것 같지만 (물론 그런 측면도 있다) 의외로 태음인들이 이 '겁심'이 많은데 그것은 어려움을 견디는 힘은 크지만 반대로 심장 기운이 강하지 못해서다. 실제로 태음인 중 덩치가 개그맨 정형돈만 한 사람인데도 작은 침 치료조차도 벌벌 떠는 사람을 자주 보았다.

태음인의 특징 중 또 하나는 잘 움직이려 하지 않는다는 것이다. 지금 있는 그 자체로 즐겁고 기쁜데 왜 굳이 움직여서 에너지를 소모하고 땀을 빼냐 하는 것이다. 체질상 '간대'하고 '폐소'하다 보니 움직임을 싫어하고 엉덩이가 무거워 한번 앉으면 움직이려 하지 않는 것. (물론 이런 모습이 느릿하지만 여유 있는 모습으로 보이기도 한다.) 이런 습성들은 성격상으로도 영향을 주게 돼 보통 '보수'적 성향이 강해지는데 전통을 중시하고 안정을 추구하는 성향이 일반화되는 것이 그래서다. 다만 지나친 인내와 책임감, 집착 등이 조금 심한 편이고 그것이 움직이지 않으려는 습성과 연계돼 '간 기능 항진'(간염, 간경화, 고혈압, 고지혈증)과 '기혈 순환장애'(고혈압, 동맥경화, 심장병, 중풍, 신경통) 등을 불러올 수 있어 태음인들은 특히 이들 성인병 예방에 늘 주의해야 한다.

태음인의 또 하나의 특징은 '땀'이 많다는 것이다. 체질별 같은 상황이라도 전혀 다른 평가를 내릴 수 있는 것이 이 '땀'인데 보통 소음인들은 땀을 많이 흘리고 나면 기진맥진하거나 몸이 차가워진다고 호소하는 반면에, 태음인은 땀이 나야 비로소 시원하다, 개운하다 하는 반응을 보이게 된다. 따라서 사우나를 즐기고 난 뒤에 한층 컨디션이 회복되는 느낌을 갖는 이들이라면 대체로 태음인이라고 보면 틀림이 없다.

태음인의 '땀'에 대해선 이제마 선생 역시 상당한 양의 정보들을 전해 주고 있는데 특히 지금으로 치면 일종의 '독감'이라고 볼 수 있는 '한궐증(寒厥)'에 대한 얘기가 상당히 많다.

이 '한궐'의 특징이 바로 '땀'이 나지 않는다는 것이다. 특히 열이 나지 않고 오한 증세만 있을 때 땀이 나지 않게 되는데 늘 적절히 땀을 흘려야 오히려 건강한 태음인에게 '한궐'이라는 것이 급하게 위중한 병이 될 수 있는 이유도 바로 이 땀 때문이다. 심지어 이제마 선생은 이 한궐증을 설명하며 땀이 언제 어떻게 나느냐에 따라 태음인의 생사가 갈린다고까지 말하고 있다. 그만큼 태음인의 제 증상에서 '땀'이 중요하다는 것이다. 한번 그 말씀을 들어 보자.

"태음인 병으로 6, 7일이나 한궐이 지속하는데도 열이 나지 않으며 땀을 내지 못하면 죽는다. 한궐 2, 3일 만에 열이 나며 땀을 내면 경증이다. 한궐이 4, 5일 지속하다 열이 나면서 이마까지 약간 땀을 내는 것을 '장감병'이라 하며 이 병은 중증이다. 이 증후의 원인은 노심초사하던 끝에 위완이 쇠약해지고 겉(表局)이 허약해져 차가운 기운(寒)을 이기지 못하게 되었는데 바깥에서 차가운 한사(寒邪)가 덮쳐 포위한 것이다. 정기(正氣)와 사기(邪氣)가 다투는 형세는 손님(바깥의 찬 기운)이 더 강하고 주인(내부의 正氣)이 약해 아무 지원도 받지 못하는 한

무리의 군대가 포위망 속에 갇혀 거의 전군(全軍)이 대패할 지경에 이른 것에 비유될 수 있다…. (이때) 이마까지 땀이 나는 경우는 바로 선봉의 한 부대가 포위망을 터뜨리며 뛰쳐나가는 모습이며, 눈썹까지 땀이 나는 경우는 곧 전군(前軍) 전체가 포위망 전체를 터뜨리는 기세등등한 모습이며, 광대뼈까지 땀이 나는 경우는 중군(中軍) 절반이 천천히 포위망을 벗어나는 모습이다. 이 병에서 눈썹까지 땀이 나면 위태로움을 쾌히 면한 것이고, 광대뼈까지 땀이 나면 위태로움이 모두 없어진 것이다."

실로 땀이 없이 앓는 것은 중병이거나 매우 위중한 상태라는 것으로 결국 죽음에까지 이를 수 있는 위태한 상황이라는 것이니 태음인에게 '땀이 난다'라는 것이 얼마나 중요한 요건인지 알 수 있는 대목이다.

태음인이 특별히 조심할 한 가지가 더 있는데 그것은 술과 음식이다. 간대폐소, 간의 기능이 타고난 측면이 있다 보니 태음인 중에는 보통 '말술'이라는 소리를 듣는 이들이 제법 많다. 그러나 너무 자주 혹사시키면 아무리 타고난 체질이라도 이기기 힘든 법이다. 실제로 말년에 술로 고생하는 이들 중 태음인이 적지 않음이 그래서다. 또 지나친 음식 욕심으로 비만과 성인병에 걸릴 위험이 많은데 대신에 미식가 역시 많다. 대표적으로 요리사 백종원 씨 같은 이들이 이런 미식의 감각을 가진 태음인들이다.

(태음인으로 유명한 이들은 앞서 살핀 강호동, 김준현 씨 외에도 연예인 전현무, 박나래 씨 등으로 생각되며 윤석열 현 대통령도 태음인으로 판단된다.)

5. 겨울왕국 엘사의 아름다움, 소음인

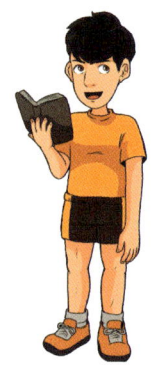

소음인(少陰人)
외형적 특징
· 전체적으로 체격이 왜소하고 야윈 편이다
· 앞으로 수그린 모습으로 걷는 사람들이 많다
· 가슴 둘레가 작아 자세가 외로워 보이고 약해 보인다

건강지표
· 땀이 많이 나지 않는 것이 건강하다
· 만성적인 위염, 소화장애 등을 가지고 있는 경우가 많다
· 몸이 냉하고 손발이 찬 경우가 많다
· 소음인은 소화가 잘되는 것이 건강한 것이다

체질적으로 발산적인 부분보다 수렴적 부분이 많은 소음인의 장부적 특징은 '신대비소(腎大脾小)'다. 이것은 신장, 방광, 생식기 등의 기능은 항진된 반면, 소화에 관여하는 비장, 위장, 췌장 등의 기능이 약하다는 말이다. 특히 특성상 몸이 차가운 편에 속하며 이로 인해 조금만 음식을 잘못 먹거나 우유나 유제품, 찬 음식을 먹으면 당장 소화에 문제를 일으키기도 한다. 그런데 이렇게 소화에 문제가 일어나는 것은 단순한 장부적 특성만이 아니고 소음인 자신의 성격적 특성에도 기인한다.

소음인의 성격은 대략 소심하다, 차분하다, 내성적이다, 표현력이 적다, 세심하다 등등으로 대별되는데 보통의 차분하고 얌전하다 하는 성격의 사람들이 갖는 특성을 떠올리면 대강은 맞을 것이다. 다만 이렇게 차분하고 조용한 성격의 사람들이 갖는 또 하나의 특징은 예민하다 또는, 신경질적이다 하는 것인데 지나치게 꼼꼼하고 세밀한 성격으로 인해 때때로 자신의 마음에 들지 않으면 짜증을 많이 내고 과민한 부분이 도드라진다는 것이다. 이로 인해 병원을 찾는 신경성 소화불량 환자의 상당수가 소음인일 경우가 많다. 결국 체질적으로도 이미 소화기가 약하게 태어났는데 성격적 예민함까지 더해져 늘 소화기에 불편함을 달고 살게 된다는 것이다. (이런 체질적 특성과 성격적 예민함 때문에 유난히 살이 안 찌는 체질이 또 소음인이기도 한데, 다만 여성의 경우 출산 후나 갱년기에, 남성은 군에 입대 후 급격히 살이 찌는 경우도 왕왕 있다.)

　이제마 선생의 동의수세보원에는 이 소음인의 소화불량, 급체, 곽란 등에 대한 다양한 처방 사례들이 나오는데 대체로 급체한 경우, 몇 번의 설사로 자연스럽게 치료가 되기는 하나, 이것이 심하여 전신부종이 나타날 때는 매우 위중한 상태로 빠질 수 있음을 경고하고 있다. 특히 소음인의 설사, 이질 등에서는 탈수와 양기가 다 빠지는 '망양(亡陽)' 상태가 올 수 있음을 말하며 이 경우 내장기능의 저하로 온몸이 차가워질 수 있으니 위기로 알고 신중히 처방할 것을 당부하고 있기도 하다.

그러나 급체, 식체로 인한 소음인의 다양한 곽란 증세에서 정말 중요한 것은 단순히 약을 쓰는 것만이 아닌 회복되는 과정과 이후의 조리법 등인데 먼저 이제마 선생의 실제 임상경험을 들어 보자.

"대체로 소음인 곽란, 관격병에 인중에서 땀이 나게 되면 비로소 위험을 면하게 된 것이고, 체한 음식을 크게 설사를 하면 다음으로 위험을 면하게 된 것이며, 스스로 토할 수 있게 되면 위험을 쾌히 면하게 된 것이다. (이후엔) 죽이나 밥을 먹지 못하게 하고 다만 좋은 숭늉, 미음만 먹게 한 것은 정기를 도와 사기를 누르는 좋은 방책이다. 숙체가 오래된 이에게 좋은 숭늉을 뜨겁게 데워 따뜻할 때 먹게 하면 (체하지 않고) 소화가 되어 음식과 다를 바가 없다. 비록 이삼사 일 음식을 끊더라도 염려할 것이 없다."

여기서 눈여겨볼 것은 숙체 후 며칠간 숭늉과 미음을 먹이라는 것. 현대인들의 경우 급체 또는 곽란 증세 후 속이 좀 나아졌다 싶으면 바로 죽을 먹거나 진밥 등으로 넘어가는 경우가 있는데 이렇게 며칠간은 죽도 밥도 먹지 말고 숭늉, 미음으로 식사를 대신하라는 것이다. 소화기가 약한 소음인들은 꼭 기억해야 할 내용이다.

이외도 소음인들이 명심해야 할 것은 가능하면 찬 음식을 먹지 않는 것이다. 그렇지 않아도 몸 안에 찬 기운이 강하고 소화기관도 약한 상태에서 차가운 얼음이 들어 있는 음식, 메밀로 만들어진 냉면, 보리밥, 우유, 유제품 등을 자주 먹게 되면 '찬 곳'에 '찬 것'을 들어붓는 형국이니 몸이 견디질 못한다. 따라서 항상 음식을 먹을 때는 몸의 온도와 비슷한 것 또는 약간 더 높은 온도의 음식을 먹는 것이 좋다. 예전에 어디서 읽은 글이 있는데 사상체질을 강의하는 어느 선생님은 강의 때마다 꼭 하시는 말씀이 있다고 한다.

"소음인 여러분은 여름에 팥빙수를 드시면 안 됩니다. 만약 꼭 먹고 싶다면 전자레인지에 5분만 데워서 드십시오."

이 말을 하면 많은 사람이 아주 잠깐 의아해하다가 이내 박장대소를 하며 웃게 된단다. 그 이유는 절대 먹지 말라는 말보다 더 강력한 표현이기 때문이다. 차가운 성질의 팥, 그리고 더 차가운 얼음을 넣은 팥빙수를 소음인은 가능하면 먹지 말라는 말씀으로 이보다 더한 강조가 없다. 이어서 이런 말씀도 하신단다.

"소음인 여러분, 회를 드시고 싶으면 꼭 탕을 먼저 주문하십시오. 탕을 반쯤 드시고 난 뒤 그 회를 탕에 넣어서 푹 끓여서 드시면 됩니다."

이 말씀 역시 위의 팥빙수 사례와 같다. 차갑고 날것인 회를 뜨겁게 끓여서 먹으라는 것은 가능하면 먹지 말라는 말이다. 소음인에게 찬 음식, 날 음식이 얼마나 소화하기 힘든 음식인지 이제 모두들 아시겠는가. 그래도 드시겠다면? 에라 모르겠다. 알아서 하시라. 다만 병원 전화번호는 핸드폰 제1 번호로 입력해 두시라.

이외도 소음인은 항상 몸을 따뜻하게 하는 것을 가장 먼저 신경 써야 하며 음식도 이렇게 따뜻한 성질의 것을 찾아서 먹어야 한다. 돼지고기보다는 닭고기, 특히 뜨거운 삼계탕은 마음껏 먹어도 좋다, 곡식도 그냥 멥쌀보다는 찹쌀, 현미, 흑미 등이 좋으니 늘 찾아서 먹도록 하자. 양념으로는 파, 마늘, 고추, 생강 등도 몸을 따뜻하게 할 수 있으니 자주 먹도록 하자. 물론 모든 음식은 가능한 날것, 생식을 피하고 잘 데워지고 열이 가해진 음식을 찾는 것이 기본이다. (팥빙수는 전자레인지에 5분, 회는 따뜻하게 끓여서!)

비교적 미인 미남이 많다는 소음인들은 이렇게 음식을 조절하고 가려서 먹는 것만으로도 큰 병 없이 건강을 잘 유지할 수 있으니 조심하며 그 차가운 아름다움을 잘 유지해 보기 바란다.

(여기서 재미있는 사실 하나. 이렇게 어떤 것은 먹고, 어떤 것은 피하라는 음식 가이드를 만나면 제일 먼저 꼼꼼히 적는 이들이 대체로 소음인이다. 실제로 소음인들은 진료실에서 받은 이 음식 가이드를 심지어 코팅까지 해서 냉장고 앞에 붙여 두는 이들이 많은데 그만큼 꼼꼼하고 완벽주의 성향이 많다. 심지어 집에서 반찬을 장만하면서도 일일이 한의원으로 전화해 질문을 하는 소음인들도 많다. 반면에 태음인은? 그런 것 없다. 때에 따라선 한의원을 나가는 순간 그 음식 가이드는 어디론가 날아가고 그대로 관심 밖으로 사라지는 일도 허다하다. 이렇게 사람의 체질이 다르고 그 성격도 천차만별이다.

소음인으로 판단되는 유명인으로는 연예인 하정우, 이선균, 황정민, 윤여정, 김희애 씨 등이 있으며 정치인 이재명 의원도 소음인으로 생각된다.)

* 시소 이야기

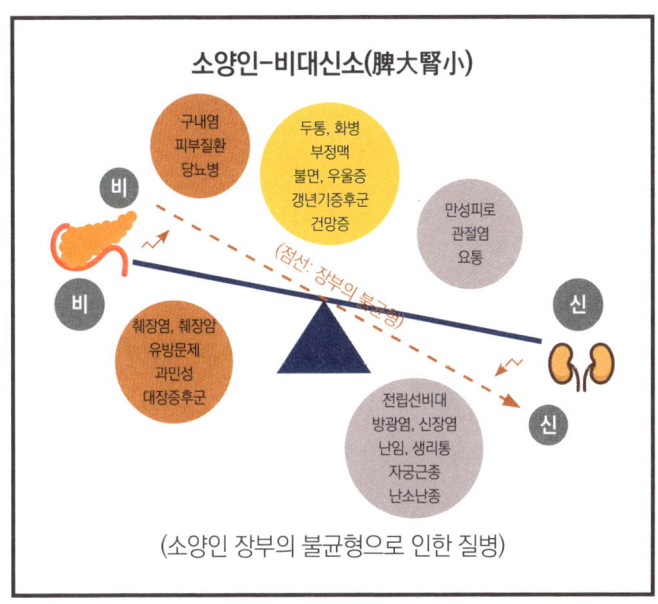

(소양인 장부의 불균형으로 인한 질병)

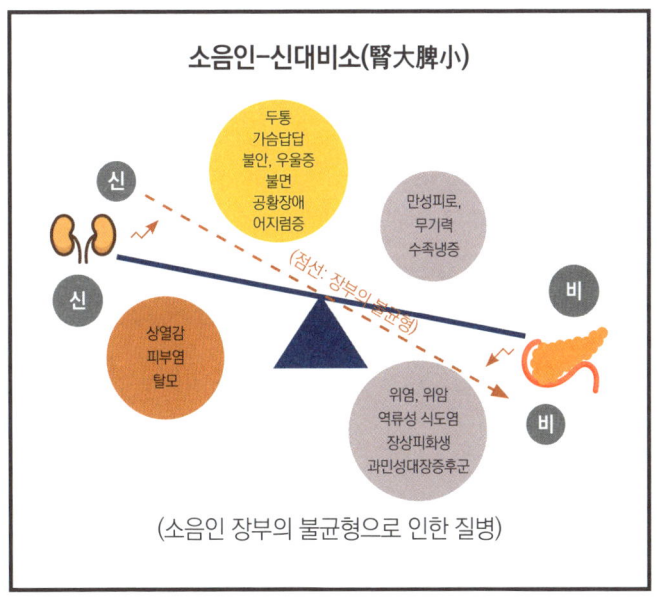

(소음인 장부의 불균형으로 인한 질병)

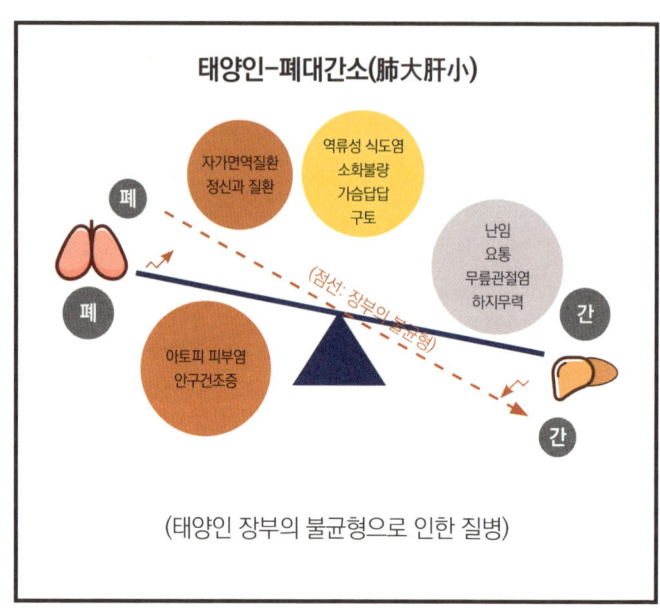

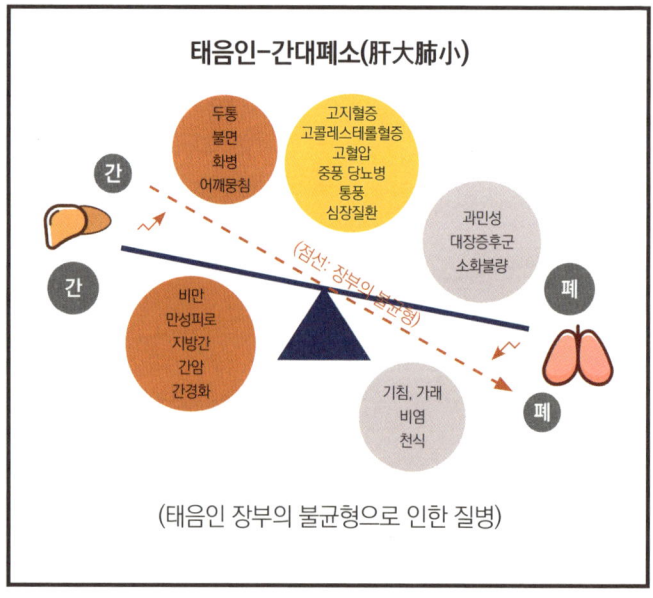

체질에 따른 장기의 강약

태음인	목음체질(木陰)	담낭〉소장〉위〉방광〉대장
	목양체질(木陽)	간〉신장〉심장〉췌장〉폐
태양인	금음체질(金陰)	대장〉방광〉위〉소장〉담낭
	금양체질(金陽)	폐〉췌장〉심장〉신장〉간
소음인	수음체질(水陰)	방광〉담낭〉소장〉대장〉위
	수양체질(水陽)	신장〉폐〉간〉심장〉췌장
소양인	토음체질(土陰)	위〉대장〉소장〉담낭〉방광
	토양체질(土陽)	췌장〉심장〉간〉폐〉신장

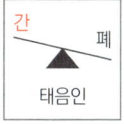
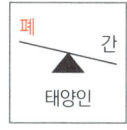
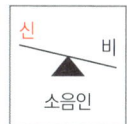
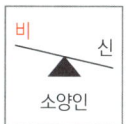

적당한 장부의 기울기는 정상적인 생리현상이다. 기울기가 급해지면 병이 심해지는 것으로, 위 그림에서처럼 소양인의 비장(췌장)이 강해지면 신장이 약해진다. 이 기울기가 급하면 건강이 안 좋아지는 것이고 급하지 않고 완만해지면 건강해지는 것이다. 그리고 보면 성경에 나오는 900살 정도의 장수인은 어쩌면 이 네 가지 케이스의 기울기가 모두 평형한 경우는 아니었을까 모르겠다.

사상(四象)에서 다시 8체질로

 1900년 11월 동무 이제마 선생이 세상을 뜨고 그의 사상체질의학이 우리에게 남겨졌지만 사실 일반화되어 대중에 알려지게 된 것은 겨우 수십 년 정도일 것이다. 물론 선생 사후에 자손과 후학들이 그의 저서들을 정리하고 알리고자 백방으로 노력하기는 했으나 새로 밀려오는 양의학의 눈부신 발전과 시대적 요청에 비하면 알려지고 뿌리내리기까지는 정말 많은 시간이 필요했다. 더 심각한 것은 사상체질의학에 대한 대중의 오해였다. 마치 어느 마을의 오랜 민간요법처럼 폄훼당하기도 하고 또 양의학계 일부에서는 증명되지 않은 유사과학으로 치부하며 지금도 한의학과 사상체질에 대한 불신을 이어 가는 이들이 적지 않다. 그러나 놀랍게도 그들 양의사들 중 몇몇이 자신이 큰 병에 걸린 위기의 순간이 오면 한의사를 찾고 특히 사상체질의학을 붙들고 들어온다는 것이다. 묘한 아이러니지만 결국 마지막 순간 사람들의 마음은 가장 정직해진다는 반증이기도 하다.

 이 사상체질의학이 놀라운 것은 각 체질법 장부의 특성과 심성학적 측면까지를 다뤘다는 것인데 그 체질은 사실상 태어나는 순간 고정되는 것으로 일종의 '연역적 처방'이라고 볼 수 있다. 이미 정해진 것이라는 말이다. 그러나 이렇게 태생부터 정해진 장부의 특성에 맞게 처방을 적용해 보는 사상체질의학과는 조금 비슷하면서도 다른 분야가 '8체질'이다. 사실은 '8체질침'으로 더 많이 알려져 있는데 이 '8체질침'은 연구자의 긴 시간의 시행착오와 연구 속에서 하나하나 찾아진 결과를 중심으로 각 체질별 장부의 강함과 약함을 기록하고 있어 결과론적으로는 '귀납적 처방'으로 평가받고 있는 분야기도 하다.

태양인	금음체질	대장 〉 방광 〉 위 〉 소장 〉 쓸개(담)
	금양체질	폐 〉 췌장 〉 심장 〉 신장 〉 간
소양인	토음체질	위 〉 대장 〉 소장 〉 쓸개 〉 방광
	토양체질	췌장 〉 심장 〉 간 〉 폐 〉 신장
태음인	목양체질	간 〉 신장 〉 심장 〉 췌장 〉 폐
	목음체질	쓸개 〉 소장 〉 위 〉 방광 〉 대장
소음인	수양체질	신장 〉 폐 〉 간 〉 심장 〉 췌장
	수음체질	방광 〉 쓸개 〉 소장 〉 대장 〉 위

그 연구자가 바로 동호 권도원 선생이다.

권도원 선생은 1921년생이다(1921~2022). 그는 어린 시절 이가 아파 금니를 했다가 너무 고통스러워 스스로 뺐던 경험을

사상체질 이야기 55

시작으로 사람마다 어떤 물질에 반응하는 것이 현격히 다를 수 있음에 주목한다. 그 후 1965년 일본에서 열린 국제침구학회에 참여하며 연구 후 40여 년 만에 '8체질침'을 세상에 알리게 된다. 많은 사람들은 이 '8체질침'이 사상체질에서 나온 하부학문이거나 아류 분과 정도로 생각하지만 전혀 그렇지 않다. '8체질침'은 동호 권도원 선생의 필생의 연구와 임상경험에서 나온 또 다른 체질 침구학으로 부르는 것이 맞다.

  30년 전 학부생 시절, 처음 '8체질'이라는 말을 듣고 당시 친구들과 필자는 새로운 것을 공부하게 된다는 흥분으로 연일 8체질, 8체질 노래를 부르며 살았다. 그러나 당시 권도원 선생은 혹여 잘못 배운 이들이 잘못 적용할까 걱정하는 마음이 크셨는지 후배들에게 가르치는 것을 오히려 조금 두려워하고 계셨다. 결국 아쉬워하며 더 공부를 이어 가지 못하다가 10여 년 전 선생의 직속 제자는 아니었으나 이 분야를 깊이 연구하신 이강재 선생을 만나 드디어 '8체질침'을 제대로 공부하게 되었다. 그 덕분에 지금은 매일 심한 기침으로 고통받던 환자가 단 한 번의 침술로 바로 기침이 멎고 만성두통 환자가 침 치료 즉시 두통이 사라지는 기적 같은 현장을 마주하며 살고 있다. 그러나 이것은 과장도 자랑도 아닌 사상체질의학과 또 다른 '8체질침'의 놀라움을 말하는 것이다. 그만큼 권도원 선생의 필생의 연구가 수많은 한의학 의료현장에서 잘 적용되고 있다는 것이니 그 또한 감사한 일이 아닐 수 없다.

이 권도원 선생에 대한 평가로 도올 김용옥의 유명한 말이 있다.

"내가 만난 신은 단 두 사람이 있다. 그 하나가 모차르트요, 또 하나가 동호 권도원이다." ('기옹은 이렇게 말했다 醫山問答', 김용옥, 통나무)

1967년 대학 재학시절. 관절류머티즘으로 걷지도 못하고 힘들어하던 도올을 권도원 선생이 침으로 치료해 깨끗이 낫게 한 인연 덕분에 나온 말이다. 이 일화는 2011년 매거진 '월간조선'이 힘들게 마련한 권도원 선생과의 인터뷰에서 나오는데 당시 어디서도 고칠 수 없다 해 고민하던 도올의 부친이 찾아왔고 이후 도올의 한의학 공부로까지 이어지는 계기가 되었다고 한다. 도올 김용옥은 후에 '8체질침'을 배우고 싶어 했으나 여의치는 않았던 것 같다.

어쨌든 이제마 선생의 사상체질의학으로 각 체질에 따른 온전한 처방을 얻었고 이어 권도원 선생의 '8체질침'으로 또 체질에 따른 침술의 '방(方)'을 얻었으니 우리 한의학계로서는 든든한 두 개의 방패를 가지게 된 것이다.

아래는 권도원 선생과 최희석 박사의 글들을 인용해 필자의 한의원에서 환자분들에게 드리는 '8체질의 특징과 가려 드실 음식'에 대한 섭생표이다. 모두들 잘 보고 참고해 보자.

사상체질	태양인	
8체질	금양체질	금음체질
외모 체형	· 눈매가 강인하고 기상이 뚜렷하게 느껴진다. · 몸매가 탄탄하며 허리가 꼿꼿하고 하체가 상체에 비해 부실하게 보인다.	· 눈매가 강인하고 기상이 뚜렷하게 느껴진다. · 몸매가 탄탄하며 허리가 꼿꼿하고 하체가 상체에 비해 부실하게 보인다. · 야윈 사람이 많다.
성격	· 하면 하고 안 한다면 안 하는 분명한 성향 · 언행일치가 정확한 스타일로 앞과 뒤가 매우 투명하다. · 세상물정은 모르고 '1은 1이다'라고 하면 그것만 아는 운동선수들의 성향과 비슷하다. · 작은 일에 구애받지 않는 성향으로 진행과정보다는 결과를 중시한다. · 무심하고 잔정이 없다고 느껴질 수 있다. · 손해를 보더라도 사사로이 아첨하지 않고 자존심이 강하여 굽히는 법이 없다. · 한번 화를 내면 그 무서움이 타협없이 분명하고 크다. · 주장이 강하고 비타협적인 성향으로 성정이 곧지만 배려가 부족하다. 그러나 리더의 자리에서 이끌어 가려는 기상이 강하고 추진력이 강하여 리더로서 역할을 충실히 해낸다. · 인간관계의 폭이 좁고 친구가 적다. · 비타협적인 성격(수양, 수음체질도 비타협적인 면이 있으나 금양체질이 훨씬 심하다)	· 성격이 급하다. · 인내심과 참을성이 부족하다. · 너무 바르다 보니 화합능력이 부족하다. · 작은 일에 구애받지 않는 성향으로 진행과정보다는 결과를 중시한다. · 무심하고 잔정이 없다고 느껴질 수 있다. · 늘 화가 난 듯한 스타일로 보인다. · 바른 것에 집착하다 보니 늘 불만이 많고 불만족스러움이 크다. · 물질욕심은 별로 없다. · 이상주의자가 많다. · 배신하는 경우가 드물다.
생리 병리	· 대체로 식사를 잘하고 소화기능도 좋은 편이다. · 육류를 삼가는 것이 좋다. 그것은 간기(肝氣)가 약한 체질이라서 그러한데 과도한 육식을 삼간다면 적당히는 육류를 섭취해도 된다.	· 가능한 육류를 삼가는 것이 좋다. 그것은 간기(肝氣)가 약한 체질이라서 그러한데 금양체질보다 더 육식을 삼가야 한다. · 일광욕과 지나친 땀을 내는 것은 좋지 않다. · 모든 육식과 기름진 음식을 삼가고 자연식 위주로 하는 것이 좋다. · 희귀병이 많다. (예)파킨슨병, 치매 등
유형	라미란, 남희석, 양현석, 박근혜, 박명수	변정수, 서세원, 박진영

사상체질	태음인	
8체질	목양체질	목음체질
외모 체형	· 풍채가 좋고 흉곽, 승모근, 목덜미가 두껍고 체구가 크다. · 비만하고 통통한 체형이 많으며 다이어트에 실패하기 쉽다. · 목음체질보다 이성적이고 결단력이 있다. · 다정한 이웃 아저씨, 아줌마 느낌이다.	· 일본 스모 선수 스타일이다. · 얼굴이 온화하고 너그러우며 인자한 느낌을 준다. · 가장 비만해질 수 있는 체질로 목양체질보다 더 비만하다.
성격	· 말수가 적고 과묵한 편이다. · 듬직하고 믿음직하며 인정이 많고 책임감이 크다. · 다소 둔하거나 두루뭉술하게 보이기도 하고 민첩해 보이지 않는다. · 묵묵히 자신의 일을 수행하고 끈기와 인내가 있어 자신의 일자리를 우직하게 지키고 버틴다. · 잘 안 움직이는 경향이 많다. · 보수적인 경향이 강하고 고집불통인 경우가 많다. · 감정변화가 적고 표현력이 많지 않은 편이다. · 듬직하고 효자 스타일이다.	· 욕심이 많고 물질적(物욕적)이며 타협과 인사성이 좋아 대인관계가 좋다. · 8가지 체질 중 가장 완만하며 예민하지 않은 성격이다. · 마음이 담담하기에 큰일을 당해도 의외로 미동이 적다. · 침이나 주사를 가장 무서워한다. · 매사 낙천적이고 받아들이는 능력이 탁월하여 사소한 스트레스에 강하다. · 변화와 새로운 정보에 느리다.
생리 병리	· 건강한 경우 땀을 많이 흘리며, 땀내고 나면 몸이 개운해진다. · 별다른 증상없이 혈압이 높은 편이며 고혈압, 당뇨, 심장병 등의 문제가 많다. · 어려서부터 비만일 확률이 매우 높다 · 소화흡수력이 탁월하여 육식을 좋아하고 · 식탐이 있으며 무엇이든 잘 먹는 체질이다. · 승모근(목 뒷덜미)이 자주 아프다.	· 육식을 하면 힘이 나고, 녹용을 먹으면 힘이 나며 효과가 좋다. · 땀이 많은 편이다. · 대변을 자주 보며 무른 편이다. · 복부비만, 고콜레스테롤혈증, 당뇨, 고혈압, 고지혈증, 지방간을 비롯하여 각종 대사성 · 질환, 관절질환을 앓기 쉽다.
유형	· 윤석열, 안철수, 이낙연, 김구, 김일성, 송해, 백종원, 최불암, 김구라, 강부자, 강호동, · 이순재, 송강호, 박인비, 전현무, 유동근, · 오은영 박사	· 김준현, 이국주, 김민경, 류현진, · 김정은(북한), 이용식, 심형래, 정형돈 등

사상체질 이야기 59

사상체질	소양인	
8체질	토양체질	토음체질
외모 체형	· 외향적인 기상과 용모를 지녔기 때문에 대체로 건강하고 실해 보인다. · 이목구비가 뚜렷한 편이며 눈의 기상이 강하다. · 상체에 비해 골반이 작다. · 피부가 매끄럽고 윤기가 난다. · 강한 인상을 가지고 있으며 직선적인 말투다.	· 토양체질보다는 야윈편이고 상체가 크지도 작지도 않다. · 눈매가 강하게 보이고 약간 사납게 보이기도 한다. · 피부가 윤기가 있고 유연하다.
성격	· 활발하고 활동적인 기상을 가졌다. · 다소 공격적이며 얼굴에 속마음이 드러난다. · 뒤가 없이 깨끗한 편이며 인정이 많고 의리가 있다. (발 벗고 나서는 친구) · 자존심이 강하다. · 성질이 급하며 부지런하고 식사속도가 빠른 편이다. · 호기심이 많아 얼리 어답터이며 사교성과 봉사정신이 강하고 일의 시작은 빠르나 뒷마무리는 약한 편이다. (용두사미) · 집안일에 소홀한 편이다. · 외형을 중시하고 신분이나 직함을 과시하려고 한다. · 입바른 소리를 잘한다.	· 능력이 있어도 일을 미루는 편이며 앞에 나서서 적극적으로 일처리를 안 한다. (토양체질에 비해 내성적이다) · 8체질중 가장 독특한 내면을 가지고 있으며 자기만의 정신세계가 있다. · 순수하고 선한 마음을 지녔다. · 물욕이 없는 편이라 어떤 일에 앞장서거나 추진하는 능력이 없다.
생리 병리	· 당뇨환자가 많은 편이다. · 인삼, 대추, 꿀, 개고기, 닭고기 등을 먹으면 머리가 아프거나 설사를 하거나 피부발진이 난다. · 옻이 잘 오른다. · 소변을 자주 보는 편이다.	· 토양체질과 마찬가지고 맵고 열나는 음식을 삼가야 한다. · 인삼, 대추, 꿀, 개고기, 닭고기 등을 먹으면 머리가 아프거나 설사를 하거나 피부발진이 난다. · 아주 드문 체질이다. (희귀체질) · 양약으로 인한 약물의 부작용이 큰 체질이다.
유형	이경영, 신동엽, 최민식, 손창민, 김혜수, 엄정화, 추미애, 심상정, 주현미	

사상체질	소음인	
8체질	수양체질	수음체질
외모 체형	· 대체로 얼굴이 갸름하고 몸매가 아담하면서 살이 잘 안찌고 날씬한 편. 간혹 통통한 사람도 있긴 하다. · 눈매가 선하며 눈꼬리가 처진 사람들이 많다. 약간 깐깐해 보이기도 한다. 상체에 비해 하체가 실하고 골반이 큰 편이다.	· 대체로 평생 살이 가장 찌지 않는 체질로 흉곽이 작으며 근육량이 적고 마른 형상이다. · 날카로운 눈매를 가졌고 쌀쌀하게 보일 수 있는 인상이다. · 피부가 얇고 부드럽지 못하며 색깔이 그리 밝지 않은 편이다.
성격	· 몸이 허약해지면 심약하여 두려움이 많아지고 더욱 소심해진다. 따라서 사업해도 무리하지 않는다. · 계산적인 성격으로 이기적으로 보이기도 하며 논리적이고 모범적이다. · 내성적인 성향으로 개인적인 성향이 강하다. · 조심성이 많고 의심이 많아 남의 말을 쉽게 받아들이지 못하는 경향이 있다. · 돌다리도 두드리고 건너는 성격이며 계획적, 원칙주의적이고 약속을 중시한다. · 예민하고 꼼꼼하며 깐깐한 완벽주의 성격이다.	· 8체질 중 가장 예민하고 신경질적일 수 있는 체질이다. · 자아가 강하고 외유내강형이다. · 꼼꼼하고 치밀하며 일이 분명한 사람이라 분명하지 않을 때 스트레스 받기 쉽다. · 비타협적인 성향이다.
생리 병리	· 위장질환이 많이 오고 대사성 질환은 적다. · 위장이 약해지면 무기력이 심해진다. · 어려서부터 허약하여 과로가 만병의 근원이 된다. · 며칠 동안 대변을 못 봐도 크게 불편하지 않다. · 여름철에 땀을 많이 흘리면 기운이 없고 입맛이 떨어진다. · 건강할 때 땀이 없고 땀을 과도하게 흘리면 병이 생긴다. · 우유가 대체로 불편하다	· 식탐이 없는 경우가 흔하다. · 어려서부터 소식을 하고 위가 약하여 소화장애를 일으키기 쉽다. · 밀가루 음식과 우유를 먹으면 속이 안좋다. · 땀을 많이 흘리면 몸이 좋지 않다. · 보신탕, 염소 고기, 홍삼을 먹으면 기운이 난다. · 몸이 차기 쉽다. · 항암과 방사선 치료에 피해가 크다.
유형	손흥민, 안성기, 이병헌, 신성일, 김혜자, 한석규, 송일국, 유재석, 이재명, 유시민, 김수현, 이승엽 감독	나영희, 윤여정, 김국진, 강수지, 김혜옥

사상체질	8체질	유익한 음식
태양인	금양체질	모든 바다조개류, 모든 바다생선, 소라, 전복, 고래고기, 바닷가재, 문어, 낙지, 쭈꾸미, 붕어, 잉어, 쌀, 멥쌀, 멥쌀현미, 메밀, 오가피, 송화, 모과, 다래, 앵두, 머루, 배추, 양배추, 상추, 기타 푸른채소잎, 양파, 케일, 고사리, 돗나물, 다래순, 청경채, 겨자채, 방아잎, 숙주나물, 키위, 파인애플, 바나나, 복숭아, 포도, 포도당, 딸기, 참외, 체리, 감, 운지버섯, 누에가루, 코코아, 모과차, 감잎차, 참쑥차, 비타민C, 팥, 녹두, 오이, 가지, 김, 젓갈
	금음체질	
태음인	목양체질	모든 콩, 모든 육류(특히 소고기가 좋다), 율무, 뿌리채소(무, 당근, 연근, 우엉, 도라지, 칡, 마), 녹용, 두부, 된장, 청국장, 오미자, 우유, 치즈, 모든 유제품, 쌀, 밀가루, 통밀, 수수, 조, 들깨, 호박, 여주, 수세미, 양배추, 고구마, 콩나물, 마늘, 토란, 머위, 취나물, 근대, 대부분의 버섯, 박나물, 비트, 두릅, 민들레, 근대, 돼지감자, 미역, 다시마, 파래, 청각, 민물장어, 미꾸라지, 메기, 사과, 수박, 배, 메론, 살구, 자두, 호두, 밤, 잣, 은행, 대부분의 견과류, 매실, 오미자, 오디, 뽕잎, 국화, 도토리묵, 원두커피, 비타민A, D
	목음체질	
소양인	토양체질	돼지고기, 소고기, 바다조개류, 어패류, 민물고기, 복요리, 대부분의 바다생선, 전복, 자라, 굴, 홍합, 해삼, 멍게, 오징어, 보리, 팥, 홍맥, 차조, 오이, 샐러리, 미나리, 양배추, 상추, 가지, 더덕, 파프리카, 죽순, 쑥갓, 신선초 등 모든 채소, 구기자, 산수유, 산딸기, 딸기, 파인애플, 수박, 참외, 배, 메론, 바나나, 포도, 석류, 알로에, 어성초, 밀크씨슬, 비타민E, 영지버섯, 동충하초, 녹차, 보이차, 홍차, 결명자, 여주, 녹두, 쌀, 콩
	토음체질	
소음인	수양체질	닭고기, 오리고기, 염소고기, 양고기, 개고기, 꿩고기, 계란, 민물생선(미꾸라지, 메기, 뱀장어, 민물장어), 김, 다시마, 미역, 톳, 찹쌀, 현미, 기장, 흑미, 옥수수, 인삼, 홍삼, 산삼, 수삼, 당귀잎, 감자, 파, 갓, 달래, 삼동초, 경수채, 브로콜리, 인진쑥, 적상추, 참깨, 귤, 오렌지, 대추, 레몬, 망고, 사과, 자몽, 탱자, 고추, 토마토, 고추냉이, 계피, 당귀, 꿀, 겨자, 생강, 재피, 정향, 조청, 후추, 참기름, 로얄젤리, 프로폴리스, 산양유, 삼계탕, 비타민B
	수음체질	

유익한 운동	해로운 음식	해로운 것
수영, 산책, 걷기, 달리기, 자전거타기, 골프, 탁구, 요가, 호흡수련, 근지구력강화 운동	모든 민물고기, 모든 민물조개, 모든 육류, 우유, 치즈, 통밀, 밀가루, 두부, 된장, 모든 콩식품, 호박, 무, 당근, 마늘, 고구마, 연근, 도라지, 콩나물, 토란, 깻잎, 취나물, 머위, 유채, 박나물, 비트, 고추, 마, 민들레, 냉이, 근대, 돼지감자, 미역, 다시마, 파래, 청각, 대부분의 견과류, 대부분의 버섯류, 매실, 헛개나무, 오미자, 클로렐라, 상황버섯, 국화차, 원두커피, 요구르트, 모든 유제품, 비타민A, B, D, 청국장, 마늘, 설탕, 율무, 밤, 잣, 사과, 메론, 배, 녹용	'금' 악세사리, 사우나
땀흘리는 운동, 복부 비만방지 운동(윗몸일으키기), 등산, 사이클, 수영, 테니스, 농구, 어깨와 목의 스트레칭, 오래달리기, 오래걷기, 사우나	모든 바다생선 및 어패류, 대게 등 모든 게 종류, 모든 바다조개(민물 조개 제외), 고래고기, 낙지, 문어, 쭈꾸미, 붕어, 잉어, 멥쌀, 멥쌀현미, 녹두, 메밀, 참쑥, 고사리, 돗나물, 청경채, 겨자채, 숙주나물, 포도, 포도당, 감, 인삼, 키위, 파인애플, 바나나, 복숭아, 체리, 앵두, 다래, 머루, 모과, 송화, 솔잎, 운지버섯, 누에가루, 오가피, 포도주, 코코아, 감잎차, 비타민C	냉수욕, 과식
온수욕, 하체위주의 근력운동, 등산, 사이클, 조깅(걷기, 달리기), 스쿼트, 런지	닭고기, 오리고기, 염소고기, 양고기, 개고기, 민물생선, 민물조개, 참치, 연어, 멸치, 전어, 정어리, 새우, 찹쌀, 현미, 흑미, 기장, 옥수수, 김, 미역, 다시마, 홍삼, 인삼, 산삼, 벌꿀, 로얄젤리, 프로폴리스, 비타민B, 삼계탕, 개소주, 감자, 카레, 파, 갓, 달래, 생강, 대추, 삼동초, 브로콜리, 당귀잎, 경수채, 사과, 오렌지, 망고, 자몽, 토마토, 귤, 후추, 참기름, 재피, 계피, 겨자, 고추, 매운 음식	폭식, 항생제
요가, 체조, 스트레칭 중심의 운동, 상체위주의 근력운동, 철봉, 역기, 팔굽혀펴기, 테니스, 축구, 배구, 수영	돼지고기, 대부분의 흰살생선, 어패류, 자라, 굴, 홍합, 해삼, 멍게, 복요리, 오징어, 우유, 밀가루음식, 보리, 팥, 보리, 차조, 홍맥, 노니, 석류, 수박, 감, 딸기, 바나나, 파인애플, 참외, 복분자, 알로에, 오이, 신선초, 쑥갓, 상추, 양배추(카베진), 여주, 수세미, 우엉, 가지, 더덕, 샐러리, 두릅, 아욱, 죽순, 미나리, 고들빼기, 씀바귀, 질경이, 비름나물, 방풍나물, 콜라비, 곤드레, 밀크씨슬, 맥주, 복분자, 보이차, 홍차, 산수유차, 구기자차, 숙지황, 영지버섯, 아로니아, 비타민E	사우나, 찬 음식, 격한 운동, 해수욕, 항생제

7 확실해요?
내가 그 체질이 확실해요?

환자들을 만나다 보면 조금 의아하기도 하고 조금 재밌기도 한 경험을 갖게 되는데 그중 하나가 자신의 진단된 체질을 애써 부정하려 한다는 것이다. 특히 어디서 어떻게 정보들을 접했는지 무조건 태양인은 머리가 큰 사람, 태음인은 둥글둥글 뚱뚱한 사람, 소양인은 성격이 급하고 더위 타는 사람, 소음인은 살이 안 찌고 추위를 많이 타는 사람, 이런 식으로 선입견을 갖고 말하는 것이다. 물론 성격적인 면으로도 몇 가지의 오해들이 있다.

가령 이런 식이다.

"소음인이시네요."

"그럴 리가요? 저는 소화도 잘되고 추위도 안 타는데요?"

이때 옆에 있는 아내가 한마디 거든다. "선생님, 아니에요. 이 사람 너무 꼼꼼하고 예민해요." (이어지는 투닥투닥 2차전.)

또 이런 경우도 있다. 자신이 당연히 소음인인 것으로 알고 있던 어느 30대 여성.

"태음인이시네요."

"어머? 어머나? 아니에요. 제가 왜요? 저 소음인인데…." (조금은 억울한 듯 애써 화를 누르며)

어디서 무슨 말을 듣고 왔는지 '소음인은 날씬하고, 미인이다'라는 통설을 철석같이 믿고 자신을 거기에 맞추고 싶어 하는 것이다. 특히 급격하게 다이어트를 해서 나름 날씬하고 날렵한 몸을 갖게 되었다 자랑하고픈 경우에 이런 반응들이 더 나오게 되는데 한편으로는 살이 잘 찌는 체질인 자신을 들킨 것 같아 조금 과도하게 부정하는 반응이 나오는 것이기도 하다. 또 때로는 소음인의 성격이 매우 이기적이라는 오해 아닌 오해가 있어 "소음인입니다"라는 소리를 들으면 대뜸 화를 내는 분들도 있다. "제가 왜 그렇게 옹졸합니까?" 이러면서.

환자들의 이런 반응을 보면 조금 우습다가도 걱정이 되는 측면이 있기도 하다. 그건 체질에 대한 정보들이 대중들에게 조금은 편협하게 전달되고 있는 것이 아닌가 우려해서다. 특히 잘못된, 또는 한정된 정보만으로 자신의 체질을 지레짐작하고 그것에 기반해 각종 약제, 건강식품을 선택하는 이들이 많은데 이 또한 우려되는 부분이다.

사람들은 왜 이렇게 자신의 체질을 부정하고 싶어 할까? 아니 더 정확히는 왜 자신의 체질을 어떤 특정한 것으로 미리 정해 놓고 그것이 꼭 맞기를 바라는 것일까?

가장 큰 원인은 미디어다. 일종의 재미있는 장난처럼 사람의 체질을 나누는 방송들 또는, 체계적인 내용 없이 단지 흥미를 돋우는 내용으로만 다뤄진 글들이 많다 보니 때로 충돌하는 정보들이 중구난방 흐르고 그것으로 대중들의 오해 아닌 오해가 쌓여 가는 것이다. 또 하나의 원인은 마치 혈액형이나 MBTI 성격 테스트처럼 사상체질 정보가 지나치게 다이제스트화되고 있다는 것이다. 위에서 살핀 것처럼 뚱뚱하면 태음인, 날씬하면 소음인, 성격이 급하면 소양인, 머리가 크면 100% 태양인 이런 식으로 말이다.

그러나 사실은 그렇지 않다. 각각의 체질별로 이렇게 일반에 알려진 것보다 체질 진단은 훨씬 더 정교하고 세밀하게 이루어진다. 단순히 눈으로 보는 생김새와 몇 마디의 문진으로 알 수 있는 것이 아니며 때로는 몇 번의 여러 가지 시도 끝에 겨우 판별되기도 하는 조금은 어려운 작업이다. 다만 분명히 알아야 할 것은 체질은 같은 체질이라도 개인에 따라 겉으로 드러나는 양태가 조금씩 차이가 날 수 있으며 요즘에 와서는 각자의 생활환경에 따라서 전혀 다른 체질로 보일 수도 있다는 것이다. 물론 그럼에도 불구하고 체질은 분명 타고나는 것이다. 태생적으로 이미 가지고 태어나는 것인데 다만 주변 환경에 따라 조금씩 다른 체질로 '보일 수 있다'는 것이 현대에 와서 조금 달라진 면이다. 여기서 '보일 수 있다'는 것이 중요한데, 이제마 선생이 사상체질을 연구하던 그 시절과는 다르게 현대인들은 자신의 몸을 인위적으로 성형해서 바꾸는 경우도 많고 또 학업과 사회적 관계 속에서 자기 성격을 온전히 드러내지 않고 생활하는 이들도 적지 않다는 것을 알아야 한다. 심지어 개별 독특한 가정환경 속에서 본인의 타고난 부분을 누르며 살아온 이들도 있을 것이다. 이런 이유로 단순한 몇 개의 지표만으로 사람의 체질을 판별하는 것이 점점 힘들어지고 있는 것이 요즘의 상황이다. 그러니 섣불리 나는 무슨 체질이다, 너는 무슨 체질이네, 가르고 구분하지 말고 일단 사상체질 전문 한의원을 찾아 정밀하게 검사를 받아 보기 바란다.

다시 강조한다. 사상체질은 재미로 알 수 있는 혈액형 테스트가 아니다. 그리고 하나 더! 사상체질에서 더 좋은 체질, 더 나쁜 체질은 없다. 모든 체질이 똑같이 강점과 약점을 가지고 있을 뿐이다. 그러니 이제 부디 진료실에서 낙담하며 부정하지는 말자.

잊지 마시라. 당신은 그냥 그 체질이 맞다. 그 체질이 가장 당신다운 것이다. (지금 잠시 모두 나의 체질을 사랑으로 쓰담쓰담해 주기.)

8 사상체질 판별의 몇 가지 팁

 그러면 도대체 어떻게, 어떤 과정을 통해 온전하게 사상체질을 판별할 수 있을까?
 앞서 눈으로 보이는 외모만으로 체질을 판별하는 것이 옳지 않다 했는데 이 말은 사실 맞기도 하고 틀리기도 하다.
 먼저 외모를 중심으로 판별하는 것이 비교적 맞는 이유는 여러 요인과 환경으로 잠시 변화시키고 누르고 바꿔도 타고난 무엇을 아주 바꿀 수는 없기 때문이다. 특히 다이어트를 예로 들어 보면 정확히 알 수 있다. 어떤 이들의 경우 다이어트에 성공했다 해도 유난히 요요 현상을 자주 빠르게 겪는 사람들, 또는 물만 먹어도 살이 찐다는 사람들이 있다. 이것은 체질상 발산하기보다는 수렴하는 체질, 안으로 쌓아 놓는 태음인들에서 더 특징적인데 이들은 아무리 성형을 하고 살을 빼도 타고난 그 체질을 벗어나기가 쉽지 않다. 더구나 태음인들은 골격 자체가 다르다. 뼈대부터 이미 크고 굵으며 목덜미도 두꺼운 체질이다 보니 전체적으로 신체 자체가 다른 이들에 비해서 크다. 그런데 오해하지 말아야 할 것은 골격이 크다는 것이 무조건 비만은 아니라는 것이다. 실제로 건강을 잘 지키고 사는 태음인들은 생각보다 체지방률이 그다지 높지 않은 경우가 많다. 말 그대로 다른 체질에 비해 상대적으로 비만이 될 확률이 높다는 것뿐이다. 오히려 골격이 커서 비만해 보이는 '억울한' 경우가 더 많을 것이다.

때문에 외모만으로 체질을 보는 것은 일부는 맞고 일부는 틀린 것이다.

이에 반해 비만은 소양인이나 소음인들 속에서도 제법 보이는데, 특히 소양인은 상체가 발달하고 하체가 부실하다 보니 상체가 비만한 이들이 적지 않아 간혹 태음인으로 오인되기도 한다. 이것은 신체가 조금만 커 보여도 무조건 태음인으로 판단하는 단선적 정보 때문이다. 또 소음인들 역시 비만한 이들이 간혹 있는데 이것은 타고난 소화 기능은 약하지만 운동 부족과 밀가루 음식, 간편식을 자주 접할 때 살이 찌는 경우다. 특히 이성적인 소음인보다 감성적인 소음인들이 살이 찔 가능성이 더 크다. 또한 누우면 바로 잠자는 경우 대체로 태음인이 많고 코를 심하게 고는 경우도 대체로 태음인이 많은 편이다.

그 외도 몇 가지 체질별 구분의 팁이 있는데 먼저 '코'의 모양이다.

태음인은 이 코의 시작 부위가 낮고 살집이 많으며 정면에서 보면 살짝 코가 들려져 있는 느낌을 준다. 반면 코가 길고 우뚝한 느낌은 보통 소양인〉소음인〉태양인〉태음인 순서로 특징짓게 된다. 목의 두께와 흉곽은 보통 태음인이 가장 두껍고 소음인이 가장 얇다. 소양인은 얇고 두꺼움은 보통이나 대신 넓고, 태양인은 '금양 체질'인 경우 흉곽의 폭이 넓고 '금음 체질'은 비교적 좁다.

목소리의 특징도 다른데, 보통 태음인과 소양인이 대체로 굵고, 태양인과 소음인이 대체로 가늘다.

음식을 먹는 시간과 반응도 달라서 '술'만 해도 '간대'한 태음인이 가장 잘 마시고 다음으로 소음인, 소양인 순서로 잘 마신다. 또 홍삼(인삼)에 대한 반응도 달라 홍삼을 먹고 난 뒤 소음인은 '기운이 오른다'라고 느끼고 태음인은 보통 "잘 모르겠다"라고 말한다. 반면 소양인은 아예 부작용이 크게 일어나는 경우가 많다. 그런데 재밌는 것은 뷔페식당을 갔을 때다.

다양한 음식이 지천으로 펼쳐진 뷔페식당에서 가장 오래, 가장 천천히, 가장 많이 먹는 이들은 태음인이다. 이때 소양인은 급히 빨리 먹고 빨리 일어나며, 소음인은 양 자체가 적어 가장 많이 못 먹는 이들이다. 그런데 이 특성은 태양인도 비슷해서 기껏 방문한 뷔페식당에서 역시 그다지 많이 먹지 못하는 경우가 많다.

음식에 대한 이런 특징적 차이 때문인지 체중 역시 태음인〉소양인〉태양인, 소음인의 특징이 일반적이다.

생활습성에서는 특히 '사우나'에 대한 반응이 달라 땀을 흠뻑 뺀 태음인들은 이 사우나를 매우 즐기며 그 끝에는 늘 "개운하다"라는 말을 한다. 반면 땀을 빼면 꼭 기운이 빠지는 소음인들은 사우나를 그다지 즐기지 않는다. 덕분에 사우나를 즐기는 순서를 굳이 따져 보자면 태음인〉소양인〉태양인〉소음인 차례가 될 것이다. 오래달리기에서도 체질별로 차이가 있는데 보통 소음인〉태양인〉소양인〉태음인 순서로 잘 달리는 편이다.

생김새의 인상도 체질별로 조금 다르다. 태음인과 소음인들은 대체로 '순해 보인다'라는 인상을 주는 반면, 소양인과 태양인은 '날카로워 보인다'라는 느낌을 준다.

그러나 이렇게 보이는 것, 습관, 성정의 측면 외에 역시 가장 중요한 것은 진맥이다. 그리고 현대에 들어 하나 더 참고할 만한 것이 '오링테스트'.

오링테스트는 한쪽 손가락의 엄지와 검지를 붙여 동그랗게 만들고 반대 손에 여러 물체를 올려 봐 그 각각의 상황에서 손가락 악력이 어떻게 작용하는가를 보는 것인데 사실 많은 이들이 '유사과학'이라고 무시하는 경우가 왕왕 있다. 그러나 최근엔 모든 사물, 심지어 사람의 생각에도 일정한 파동이 있다는 것이 밝혀지면서 사상체질 판별의 여러 현장에서 중요하게 참고하는 사항이기도 하다. 특별히 이 오링테스트를 발표한 오무라 요시하키 박사는 전기공학, 응용물리학, 약학, 의학 등 다양한 분야를 공부한 사람으로 뉴욕 심장병 연구재단 소장을 역임하기도 했던 전문가 중의 전문가다. 또 오링테스트는 1991년 미국에서 특허를 취득, 나름의 객관성을 확보해 사실 세계 여러 진료 현장에서 알음알음 사용되고 있는 분야이기도 하다.

그러나 오링테스트는 한 가지 난점이 있다. 테스트 적용 시점에 환자의 정신적, 육체적 상태가 매우 평온한 상태를 가질 수 있어야 한다는 것이다. 말 그대로 무념무상의 상태가 돼야 나름 정확한 정보를 얻을 수 있다는 것인데 이것은 피검자를 안정시킬 수 있는 환경, 분위기, 그리고 숙달된 검사자인 의사의 경험 등이 모두 모여야 가능해 사실은 이것 하나만으로 유의미한 결과를 얻기는 쉽지 않다. 따라서 정확한 체질을 판별하기 위해서는 앞서 살핀 보이는 외모, 보이지 않는 그러나 또 충분히 보일 수 있는 성정의 측면(환자와의 충분한 대화, 문진이 필요한 부분), 그리고 진맥, 또 참고로 오링테스트 등이 모두 종합적으로 고려되어야 한다.

물론 여기서 가장 중요한 것은 '진맥'이다. 요골동맥의 세 부위, 즉 촌(寸) 관(關) 척(尺) 가운데 맥이 뛰는 부위의 다름을 보고 체질을 판단하는 것이다.

9 유전되는 체질, 체질 궁합

진료실에 들어온 환자 한 분이 다짜고짜 묻는다.

"선생님, 저희 부모님은 모두 태음인이신데 그러면 저도 태음인인가요? 아니죠? 체질은 각자 다 다른 거죠?"

나름의 이유가 다 있겠지만 이렇게 대뜸 자신이 피하고 싶은 체질 또는 가지고 싶은 체질을 미리 정해서 질문하는 것이다.

물론 체질은 유전된다. 그런데 이 '유전'의 내용이 겉으로 보이는 태음인, 소양인, 소음인 등 부모의 '현재' 겉으로 '드러난' 체질이 모두 100% 똑같이 자녀에게 발현되는 것은 아닌 것으로 보인다. 혈액형을 예로 들어 보면 가령 이런 것이다.

엄마, 아빠, 부모 둘의 혈액형이 A형과 B형일 경우 그 자녀들의 혈액형은 어떻게 될까? 보통은 똑같이 A와 B로 말하지만 사실 그 혈액형의 내용이 AO-BO일 경우 자녀들의 혈액형은 A, B, O, AB 등 모두 네 가지로 나타날 수 있다. 체질도 마찬가지다. 현재 부모의 체질이 태음인-소양인이니 자녀들의 체질 역시 똑같이 태음-소양으로 나올 것 같은데 그렇지 않은 경우들이 간혹 있는 것이다. 이것은 위 혈액형의 경우처럼 각각의 체질이 갖는 AO-BO와 같은 어떤 '내용적 다름'이 분명히 있다는 것이다.

이 때문에 부모 둘의 체질과 전혀 다른 예상 밖의 체질이 자녀에게 분명히 나타날 수 있다. 그러니 '유전'이면서도 또한 '100% 똑같다'라고 말할 수는 없는 것이다. (물론 이렇게 발현되는 양상은 달라도 유전은 유전이다.)

반면 한번 특정 체질로 태어나면 그 뒤 체질이 바뀌는 일은 없다. 그런데 체질은 바뀐다고 생각하는 사람들이 간혹 있다. 실제 진료 현장에서도 이런 얘기를 간간이 듣게 되는데 이들 중 대다수는 자신이 큰 병을 앓고 난 뒤 체질이 바뀌었다거나, 출산 후 체질이 바뀌었다며 상당히 굳은 신념으로 이전에는 어땠고 지금은 이렇다를 강변하곤 한다. 그러나 다시 말하지만 체질은 변하지 않는다. 그럼 왜 변했다고 느낄까?

정답은 체질이 아니라 건강 상태다. 자신이 이전과 다른 건강 상태를 갖게 되면 마치 체질이 변한 것 같은 착각을 하게 되는데 평소 활달하던 소양인이 계속 소화 장애를 앓으면서 소화가 안 되면 자신이 소음인으로 바뀐 것처럼 오해하는 것이다. 또, 땀을 자주 흘리던 태음인이 언제부턴가 땀을 흘리지 않고 시름시름 앓으며 기운이 빠지고 체중도 줄어드는 느낌을 받으면 자신이 이제 태음인이 아닌 다른 어떤 체질이 되었다고 오인하기도 한다. 그러나 우리 몸의 대사작용, 평소 건강 상태의 변화 등으로 잠시 다른 체질이 된 것 같은 '느낌'을 주는 것일 뿐 체질은 변하지 않는다.

 자, 그러면 이렇게 다른 체질을 생각해 결혼할 사람을 만날 때도 이것을 고려해야 할까? 솔직히 말하면 그랬으면 좋겠다. 체질에 따라, 성정의 부분에서 분명히 다른 측면이 있고 그것으로 가정의 화합과 갈등의 상당 부분도 영향을 받는 만큼 만남 단계에서 조금 고려를 했으면 하는 마음이 있기는 하다. 그러나 그게 마음대로 될 일인가? 이미 좋아진 사람에게 단지 체질 궁합이 맞지 않는다고 헤어지자고 할 수는 없는 일. 결국 '체질 궁합'이라는 것은 가능하면 맞는 사람을 만나면 좋지만 그렇지 못할 땐 서로의 장점과 단점을 미리 파악해 그 부분을 보완해 가며 살 방법을 알려 주려는 것이다.

 예를 들어 이런 것이다. 소양인 남자와 태음인 여자. 소양인은 기본적으로 가정에서 가만히 머무는 성격보다는 바깥으로 움직이고 활발하게 사람을 만나는 성격이 대부분이다. 그러다 보니 이런저런 구설에 휘말리기도 하고 이성 문제도 간간이 생길 수가 있다. 이때 똑같은 소양인 아내를 만났다면 비슷한 성향으로 인해 집안을 돌보는 사람이 없게 돼 자주 부부싸움을 하게 되고 집안 살림도 상당히 위험해질 가능성이 크다. 반면 이 소양인들은 뒤끝이 없기는 하다. 결국 불같이 싸우고 또 이내 화해도 잘한다. 물론 잦은 싸움은 새로운 갈등을 잉태하고 있다는 것이 아쉽긴 하지만.

 한편 바람기가 많은 소양인 남자와 사는 태음인 아내라면?

일단 속으로 곪고 힘든 부분이 있기는 하지만 상당 부분 태음인 아내들이 참아 주는 경우가 많다. 바깥으로 도는 남자를 참고 견뎌 주며 기다리는 것이다. 문제는 견디다가 간이 병들기도 한다는 것. (ㅠㅠ)

그렇다면 태양인 남자와 태양인 여자는? 둘 다 매우 강한 성격으로 부딪치는 일이 많을 것이다. 특히 잘 굽히지 못하고 때로 독선적으로 보이는 경우도 많아 누군가의 양보가 없이는 생활이 평온할 수가 없을 것이다.

그럼 소양인 남자와 소음인 여자의 만남은 어떨까?

나름 괜찮은 만남이 될 수 있다. 먼저 그 사랑은 소양인 남자로부터 시작될 것이다. 적극적이고 밖으로 표현하는 데 주저함이 없는 소양인 남자는 사랑을 시작하는 데서도 먼저 도전하고 움직일 가능성이 크다. 반면 소음인 여자는 상대적으로 조금 주저하고 소극적인 부분이 있다 보니 먼저 표현하고 이끌어 주는 소양인 남자에게 매력을 느낄 가능성이 크다. 이들 커플은 결혼 후에도 비교적 큰 어려움 없이 생활을 꾸려 나갈 것으로 보인다. 심지어 소양인 남편에게서 나는 땀 냄새마저 소음인 아내는 싫어하지 않는 경우가 많다. 체취에 대한 거부감이 적다는 얘기다. 더구나 대체로 밖으로 돌고 집안일에 큰 신경을 쓰지 않는 소양인 남편이지만 대신에 안으로 내실을 다지는 소음인이 아내이다 보니 살림과 자녀 양육에서 아내의 역할이 커질 것이다. 물론 안살림에 지친 아내가 몇 날 며칠 말을 하지 않고 화를 낼 때도 있겠지만 소양인 남편의 유쾌함이 그래도 곧 그 화를 풀어 줄 수 있을 것으로 기대된다.

그러나 앞서 말했듯이 이미 만나 살고 있는데? 뭐 헤어지라고? 어쩌라고? 소리가 나올 수 있으니 급히 수습해 본다. 결국 이 '체질 궁합'은 각자의 연인 또는 배우자의 성향을 잘 체크해 보자는 데 그 목적이 있다.

다시 예를 들어 만약 아내가 태음인이라면, 아, 내 아내는 원래 술과 친구를 좋아하는구나 또는 원래 물건 욕심이 있어서 저렇게 명품을 사 모으려 하는구나 생각하고, 남편이 태음인이라면, 우리 남편은 술과 하루 세끼로 고기를 즐겨 먹는 타입이구나 미리 생각해 주는 것이다. (다시 말하지만, 그저 타고난 체질인데 어쩌란 말인가. ㅠㅠ)

반면 남편이 소양인이라면, 원래 바깥으로 보이는 것을 중시하는 타입이니 자꾸 외제 차를 타서 자랑하고 싶어 하는구나 배려해 주고, 소음인 남편이라면 원래 내실을 중시하는 체질이니 보이는 '폼'보다는 기능과 가성비 등을 꼼꼼히 따지나 보다 생각해 주는 것이다.

또 소양인 아내는 집안은 잘 가꾸지 못하지만 원래 오지랖이 넓고 측은지심도 많아 바깥으로 돌며 저렇게 봉사활동을 열심히 한다고 배려해 주고, 아내가 소음인이라면 체질상 염려와 근심이 많고 꼼꼼하다 보니 남편과 아이들을 조금 참견하는 일이 잦구나. 그렇게 서로 받아 주고 인정해 주면 되는 것이다.

사상체질 이야기

이 '체질 궁합'이 간혹 재미로 느껴지기도 하지만 사실 각자가 서로의 체질을 알고 이렇게 미리 인정하고 이해해 주기 시작하면 아무리 맞지 않는 상극의 체질이라 해도 나름 서로의 장점을 먼저 발견해 주는 좋은 관계를 이어 갈 수 있을 것이다. 다만 하나 염려되는 부분이 있다.

그것은 자식들에게 이 체질이 유전된다는 측면 때문인데, 가능하면 똑같은 체질의 만남은 조금 조심했으면 하는 바람이다.

사상체질 연구자들이 한결같이 말하는 한 가지도 가능하면 똑같은 체질의 사람은 만나지 말라는 것이다. 이것은 같은 체질의 남녀에서 출생하는 아이들의 건강 때문이다. 물론 앞서 말했듯이 부모 양측의 체질이 모두 '똑같이' 발현된다고 100% 장담할 수는 없다. 그럼에도 불구하고 '상당 부분' 유사한 체질의 자녀들이 출생할 수 있는 가능성이 여전히 높으니 가능하면 만남에서부터 같은 체질의 사람들은 조심스럽게 만나 보자 하는 것인데. 이것은 사상체질의 특성상 부모 양쪽의 강한 장부와 약한 장부를 아이들이 그대로 이어받게 되는 것 때문이다.

가령 태음인과 태음인이 만나면 '간대폐소'의 특성에 따라 강한 장기인 간은 더 '간대'해지고 약한 폐는 더 '폐소'해질 위험이 있다는 것이다. 때문에 태어날 아이들의 장부 건강을 생각한다면 각각 반대 측면에 있는 태양인과 태음인, 소양인과 소음인이 만나는 것이 사실 '이론적'으로는 좋다. 그러나 남녀의 만남이 어디 그럴 수 있겠는가. 그저 100% 맞춤한 만남은 아니라도 최소한 똑같은 체질의 만남은 가능한 조심해 보자 그 말일 뿐이다. 그런데 또 하늘의 조화는 놀라워서 같은 체질의 사람들은 잘 만나지 않게 된다. 일단 성격부터도 서로 같을수록 많이 부딪치게 돼 결혼까지 가는 경우는 흔치 않아 보인다. 20여 년 사상체질로 여러 부부들을 보면서 얻은 결론이다.

다만 정말 조심스럽게 얘기하고 싶은 딱 하나의 체질이 있다. 태양인과 태양인 남녀다. 일단 태양인은 전체 인구 비율상 10분의 1 정도로 흔치 않기도 하지만 간혹 이렇게 태양인 남녀가 만나게 되면 안타깝게도 난임인 경우가 왕왕 있다. 일단 태양인은 하체가 부실한 것이 특징적인데 여기에 8체질의 특징으로 봐도 '금'의 체질에 속한다. 따라서 안타깝지만 자손이 귀한 집안의 사람들이라면 조금 관계를 고려해 볼 필요가 있다.

이 '체질 궁합'은 특히 부부관계만이 아니라 회사와 같은 조직 생활에서도 상당히 중요해서 가능한 다양한 체질의 사람들이 모여 있는 조직이 더 활기차고 흥할 수 있다.

좀 재밌게 표현해 보면, 참고 인내하는 태음인 사장님 밑에 사람 잘 만나고 일도 잘 저지르는 소양인 영업부장님과 야무지고 꼼꼼하게 뒤처리가 깔끔한 소음인 과장님이 같이 일하는 것이다. 여기에 미래를 읽고 나름 천기를 보는 태양인 이사님이 함께한다면 이 조직은 가히 최고의 '체질 군단'이라 할 수 있을 것이다.

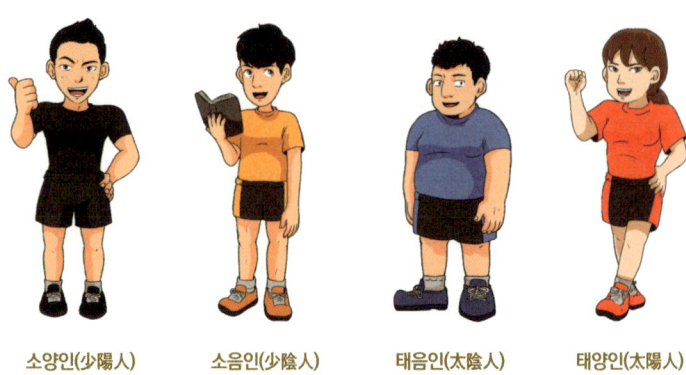

소양인(少陽人)　　　소음인(少陰人)　　　태음인(太陰人)　　　태양인(太陽人)

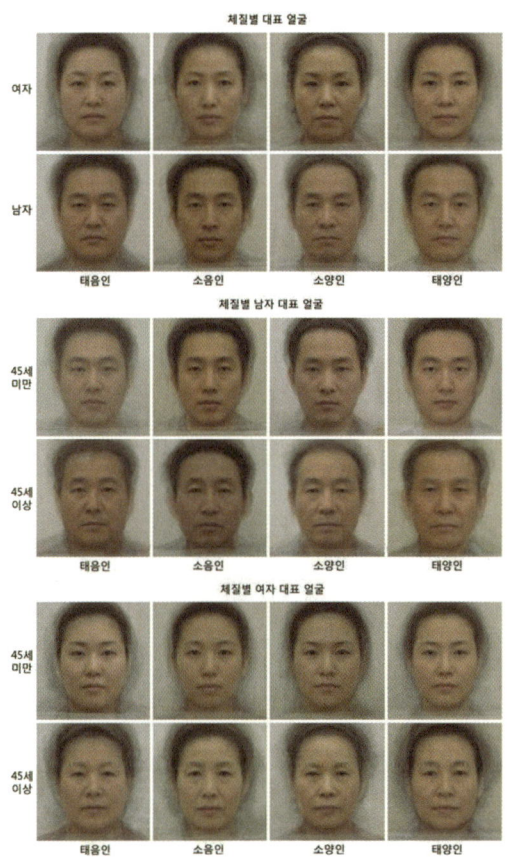

출처: 한국한의학연구원

肺以呼 肝以吸 肝肺者 呼吸氣液之門戶也
脾以納 腎以出 腎脾者 出納水穀之府庫也

폐이호 간이흡 간폐자 호흡기액지문호야
비이납 신이출 신비자 출납수곡지부고야

chapter 2

사람의 숨길,
폐와 기관지

폐로 내뿜고 간으로 빨아들이니 간과 폐는 기액을 호흡하는 문호다.
비로 받아들이고 신으로 내보내니 신과 비는 수곡을 출납하는 창고다.

〈동의수세보원 사단론〉

1 이제 응급실에 안 가고 싶어요 (만성폐쇄성폐질환 COPD)

"숨이 차서 미치겠습니다."

2018년 만성폐쇄성폐질환(COPD) 진단을 받고 한의원을 찾아온 이승민 씨. 그의 소원은 이제 응급실을 가지 않는 것이다. 매일 밤 가빠지는 호흡이 당장이라도 숨길을 막을 것처럼 헉헉 밤잠을 빼앗고 새벽녘 겨우 잠든 순간. 막히던 호흡은 갑자기 몰아치는 기침으로 터져 나온다. 콜록콜록 그저 가벼운 기침이 아니라 쿡쿡 컥컥 온몸의 신경 하나하나를 건드리듯 기침은 이어지고 이내 가슴까지 답답해지며 정신이 혼미해지는 찰나, 눈을 뜨니 하얀 벽 응급실이다.

벌써 수개월째 이 고통의 반복이다. 살 수도 죽을 수도 없는 숨 막힘, 기침. 온갖 약을 먹고 며칠씩 입원을 해도 도대체 나을 기미가 없다. 대학병원의 처방 약을 먹으면 그 순간 아주 잠깐 괜찮아지는 것 같다가 다시 도돌이표. 결국 다니던 직장을 그만두었다.

그리고 또 한 명의 COPD 환자 임해순 씨.

대학병원에서 이미 4년 전 폐육아종증과 만성폐쇄성폐질환

진단을 받은 그녀는 오랜 스테로이드 복용으로 얼굴이 달덩이가 다 되어서 찾아왔다.

"선생님, 제가 원래 얼굴이 이러지 않았는데 이젠 이렇게 둥글둥글하고 퉁퉁 부었네요."

첫 만남에서 반은 웃는 듯 또 반은 우는 듯한 눈빛으로 그녀는 자신의 4년여의 고통을 털어놓았다. 쿠싱증후군이었다.

쿠싱증후군은 우리 몸의 신장 바로 위에 붙어 있는 부신에서 필요 이상의 '당류코르티코이드'를 만들어 내거나, 외부에서 많은 양의 당류코르티코이드가 유입되었을 때 생길 수 있다. 특히 부신에 종양이 생겼을 때나 뇌하수체에 종양이 생겨 부신피질자극호르몬 분비를 자극할 경우 발생한다. 또 한 경우는 임해순 씨처럼 폐 질환을 치료하는 과정에서 과다한 스테로이드 복용 등이 이유가 되기도 한다.

이 쿠싱증후군이 정말 힘든 이유는 이것이 안으로 혈당과 혈압을 상승시키고 골다공증, 근력 감소 등의 문제를 야기하는 것 외에 겉으로 보기에 마치 급격히 살이 찌는 것처럼 몸 전체가 둥글둥글해지는 것 때문이다. 얼굴 모양이 마치 달덩이처럼 변하는 것이다. 여기에 목 뒤, 어깨로 지방이 축적되고 피부가 얇아지며 얼굴은 늘 붉은 홍조가 생기고 난데없이 여드름이 잔뜩 올라오기도 한다. 이렇게 외모 자체가 변화하면서 환자들의 자신감은 급격히 떨어지고 경우에 따라 깊은 우울증에 빠지기도 한다. 임해순 씨 역시 마찬가지였다.

온종일 숨을 쉬기도 힘든데 기침과 가래가 너무 심해 대중교통을 이용하기도 주변의 눈치가 보이고 가슴은 답답한 것이 쌕쌕 천명음까지 생겨 누구와 대화하기조차 힘든 지경이었다. 그런데 얼굴과 체형까지 이렇게 변하고 보니 도대체 살고 싶은 생각이 없어지는 것이다.

만성폐쇄성폐질환, COPD. 이 병은 진행성 폐 질환으로 폐기종과 만성기관지염이 공히 포함되는데 대부분은 '폐기종'을 말한다. 이 폐기종은 폐의 기낭을 점진적으로 파괴하여 외부 기류를 방해하고, 기관지염은 염증과 기관지 협착을 유발하여 점액이 쌓이게 하는 것이다. 이 만성폐쇄성폐질환의 원인은 미세먼지, 대기오염 등이지만 가장 직접적인 원인은 역시 흡연이다. 이 질환을 앓고 있는 사람들 대부분은 최소 40세 이상이며 장기간의 흡연경력을 가진 이들이 많다. 증상은 위에서 살펴본 대로 간헐적 기침, 숨 가쁨, 가슴 답답, 쌕쌕 소리가 나는 천명음, 과도한 가래 등이다. 보통 기침은 밤에 심하고 가래는 아침에 심하다.

이 COPD는 보통 완치를 목적으로 하기보다 악화의 속도를 늦추는 데 치료의 주목적을 두게 되는데, 특히 중요한 것이 원인이 되는 요소를 제거해 주는 것이다. 다만 양방에서의 치료는 기관지 확장제를 처방하는 등 증상 하나하나를 완화시키는 것에 집중하다 보니 너무 여러 약물을 쓰게 되기도 하고 이로 인해 쿠싱증후군과 같은 부작용을 겪기도 한다.

반면 한방의 치료는 이 부분에서 양방과 완전히 다르게 접근한다. 다시 말해 개별 증상을 다루기에 앞서 일단 원인인 폐의 기능을 회복시키는 데 목표를 둔다는 것이다. 특히 사상체질을 기반으로 각 장부의 강약, 다름을 살펴 치료하는데 보통, 태음인은 간 기능은 좋으나 폐 기능이 약해 이런 호흡기질환에 걸리기 쉬운 점을 고려해, 밖으로 내보내는 기운(호산지기)을 보충하는 데 중점을 둔다. 반면 신장의 기능은 좋으나 비위의 기능이 부실한 소음인은 내부에 양기가 부족한 상태에서 찬 기운이 폐에 침범해 기관지가 약해지고 염증을 유발하기에 따뜻한 기운을 북돋으려 노력한다.

위 이승민 씨와 임해순 씨는 모두 소음인들로 이렇게 양기를 돋우는 치료로 상당히 좋은 효과를 얻었다. 특히 가장 행복했던 것은 이승민 씨가 '승양익기부자탕'을 먹고 3개월 만에 다시 직장생활을 시작하게 됐다는 것이다. 그리고 임해순 씨 역시 3개월여가 지나 얼굴의 부기가 빠지기 시작하며 지금까지 본래의 아름다웠던 얼굴을 그대로 유지하며 살고 있다.

"선생님, 응급실에 안 가는 것이 얼마나 좋은지 모르시죠? 그건 밤마다 불안하지 않게 잠들 수 있다는 것이랍니다. 저는 이제 잠드는 시간이 너무 행복합니다."

"선생님, 제 얼굴 어때요? 괜찮죠? 예쁘죠? 이게 제 얼굴입니다. 저 이제 맘껏 바깥에 나갈 수 있어요. 너무 좋아요."

이 세상에서 제일 좋은 말.

"선생님, 저 이제 일할 수 있어요, 선생님, 저 이제 바깥에 맘대로 다닐 수 있어요. 선생님, 저 이제 사람들과 대화할 때 기침 걱정 없이 실컷 대화할 수 있어요."

그 일상으로 돌아가는 이들, 그들의 일상이 담긴 말. 나는 그 말들이 가장 행복하다.

이승민씨 폐활량 검사

ITEM	UNIT	MEAS	PRED	%PRED
FVC	L	5.07	4.34	116.8
FEV1.0	L	3.79	3.50	108.3
FEV3.0	L	5.04	4.04	124.8
FEV1.0%(G)	%	74.75	80.21	93.19
FEV1.0%(T)	%	*		
FEV1 / VCpr	%	87.3		

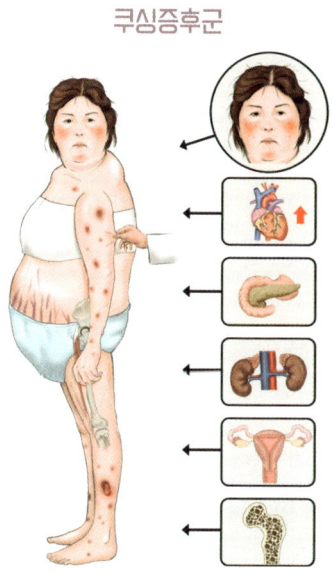

쿠싱증후군

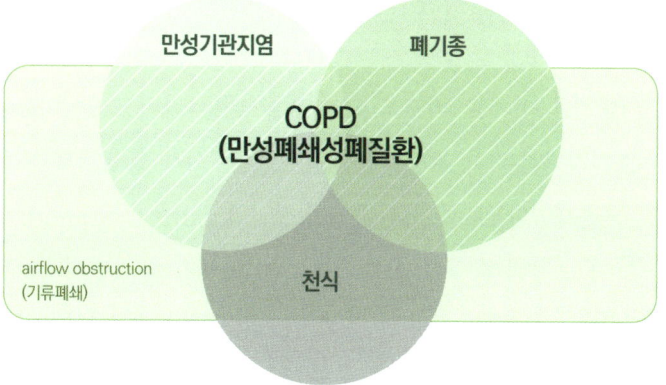

Asthma – COPD overlap(ACO)

사람의 숨길, 폐와 기관지

2. 항생제로 얼굴이 까매졌어요 (비결핵성 항산균 NTM)

순간 '아이고' 탄식이 절로 나와 버렸다. 이 정도가 될 상황이었다면 환자의 고통은 이루 말할 수 없었을 것이다. 진료 의자에 앉는 소희진 씨의 얼굴은 도저히 토종 한국인의 얼굴이라고는 볼 수 없는 흙빛이었다. 도대체 어떤 약을 어떻게 먹었길래 이 지경이 된 것인지 사연을 말하는데 중간중간 가래가 끓는 것이 그대로 느껴진다.

"선생님, 제 얼굴색 좀 어떻게 해 주세요. 약을 먹었더니 이 지경이 됐어요."

50대의 나이에도 비교적 고운 얼굴 태를 가지고 있던 소음인 소희진 씨는 '비결핵성 항산균'으로 긴 시간 항생제를 복용해 온 환자였다. 보통 비결핵성 항산균(NTM)은 기관지확장증과 함께 오는데 확장된 기관지에 계속 가래가 생기면서 그 부위에 잦은 감염으로 항산균이 생기는 질환이다. 문제는 그렇게 많이 생기는 가래가 잘 배출이 안 된다는 것이다. 결국 일상에서 내내 가래와의 전쟁을 치러야 하고 이로 인해 혈관이 터져 피가 나오거나 염증까지 생기게 된다. 그런데 더 큰 문제는 따로 있다. 바로 확장된 기관지에 세균이 침범해 녹농균, 곰팡이균 또 이렇게 비결핵성 항산균이 번식하는 것이다.

비결핵성 항산균이 기관지 확장증을 겸하게 되는 경우 증상이 없는 경우도 있지만 기침과 가래, 객혈이 나오기도 한다. 가래를 뱉을 때마다 피가 섞여 나오는 것이다. 특히 가래의 양도 상당해서 보통 하루 배출량이 종이컵 2~3개 분량이 되고 악취까지도 만만치 않아 환자들의 일상생활은 말 그대로 '일상'을 포기할 만큼 힘들어진다. 여기에 더해 극심한 피로감까지 생기면서 삶의 질 자체가 급격히 낮아진다. 직장생활은 물론 편안한 사람 관계 하나 갖기가 쉽지 않다. 심지어 잠을 잘 때도 피가 나올까 두려워 깊이 잠들 수도 없다.

그런데 더 고통스러운 것은 바로 이 후유증. 양방의 치료 약이 대부분 특정 항생제인데 일부 항생제와 일부 비결핵항산균 치료약에 따라 이렇게 얼굴이 검게 변하거나 온몸이 모두 흙빛으로 변하며 거의 다른 인종의 사람으로 변한 것 같은 착각마저 주는 것이다. 소희진 씨가 안고 있는 고통도 바로 이것이었다.

코로나가 극성을 부리던 지난 2020년 베이징 TV는 코로나 환자를 돌보다 감염된 의료진들을 공개했는데 감염 후 몇 달 만에 공개된 이들의 얼굴은 전 세계를 경악시켰다. 긴 시간 중환자실에서 집중 치료를 받던 이 의료진들은 나름 호전됐다 싶어 일반실로 옮겨진 상황이었는데 그들 중 몇몇 사람의 얼굴이 거의 숯을 바른 듯 새까매져 있던 것이다. 흡사 아프리카 흑인을 연상시킬 만큼 까매진 얼굴은 그냥 흙빛 수준이 아니라 완전히 검은색으로 변해 있었다. 심지어 얼굴만이 아니라 사지와 몸 모든 부위가 새까만 색이었다. 당시 해당 병원에서는 "폴리믹신 B(Polymyxin B)라는 항생제를 사용했다"라며 그 "부작용으로 인해 얼굴색이 변한 것"이라고 설명했는데 이게 바로 항생제의 무서움이다.

우리가 양방 치료에서 가장 두렵게 생각하는 부분이 바로 이것인데 양방의 약은 하나를 살리기 위해 다른 하나를 '죽여야 하는' 즉, 한 곳을 치료하면 다른 곳의 기능이 상할 수 있는 위험을 늘 내포하고 있다는 것이다. 그 가운데 제일 무서운 것이 항생제다. 특히 소희진 씨처럼 비결핵성 항산균 환자들은 일단 기관지확장증을 이미 앓고 있다 보니 항생제(아지스로마이신)와 지혈제(도란사민)를 처방받게 되는데 이 약들의 부작용이 이렇게 만만치 않은 것이다.

일반적으로 한국에서 NTM 검사를 하면 근 150종 이상의 NTM이 나오는데 그중에서도 특히 M.avium complex(MAC), M.intracellulare, M.abscessus, M.kansasii가 가장 많이 발견되며 이를 치료하기 위해 서양의학에서 선택되는 대부분 약은 위에서 살핀 것처럼 Azithromycin과 Rifampin, Ethambutol 등이다. 다만 1년 이상 장기복용을 해야 한다는 점과 여러 부작용 등이 있어 치료에 어려움이 많다. 그리고 이렇게 부작용을 감수하며 약을 먹어도 완치되지 못하고 재발하는 일이 많아 정말로 다루기 어려운 병 중의 하나가 이 비결핵성 항산균이다.

이렇게 힘든 지경에 얼굴색까지 까맣게 변했으니 환자의 고생은 이루 말할 수가 없었을 것이다. 소음인의 자존심 강하고 차분한 성격 덕분에 그나마 울지 않고 견디고 있는 것이지 소희진 씨의 상황은 정말로 한시가 급했다. 먼저 면역력을 올려주는 것이 첫 번째였다. 한방의 치료들은 양방처럼 증세나 증상 하나하나에 대한 대증적 치료가 아니라 보통 근본 원인을 찾게 되는데 이 비결핵성 항산균 치료는 우선 몸의 면역력을 높여 백혈구의 활성화를 노려야 했다. 실제로 백혈구가 활성화되면 이름하여 대식세포 또 림프구, 과립구 등의 기능이 같이 좋아지면서 세균 증식을 억제하게 된다. 물론 그 덕분에 염증이 제거되고 객혈을 방지하는 효과를 얻는 것이다.

간혹 비결핵성 항산균의 종류가 워낙 여러 개다 보니 그 각각에 맞게 다 다른 치료법이 필요한 것 아닌가 하는 질문들이 있는데 사실 한방 치료에서는 이들 항산균의 종류가 중요하지 않다. 말 그대로 무슨 균이든 일단 몸의 면역력을 높이면 나의 면역 담당 세포가 알아서 균을 처리하기 때문이다.

그렇게 3개월이 지났다. 예전엔 매일 단 하루도 빠짐없이 병원에서 항생제 주사를 맞던 소희진 씨가 지금 내 앞에 앉아 있다. 소음인 체질에 맞게 '황기계지부자탕'을 열심히 복용했던 그녀는 CT를 찍고 왔다며 환하게 웃었다. "선생님, CT 결과가 너무 좋아요. 고맙습니다."

저녁 시간, 집으로 가려는 해가 진료실 저쪽에서 이쪽 그녀의 얼굴에 닿았다. 따뜻한 저녁 해의 붉은 빛이 이제야 그녀의 하얀 얼굴을 온전히 드러내고 있었다.

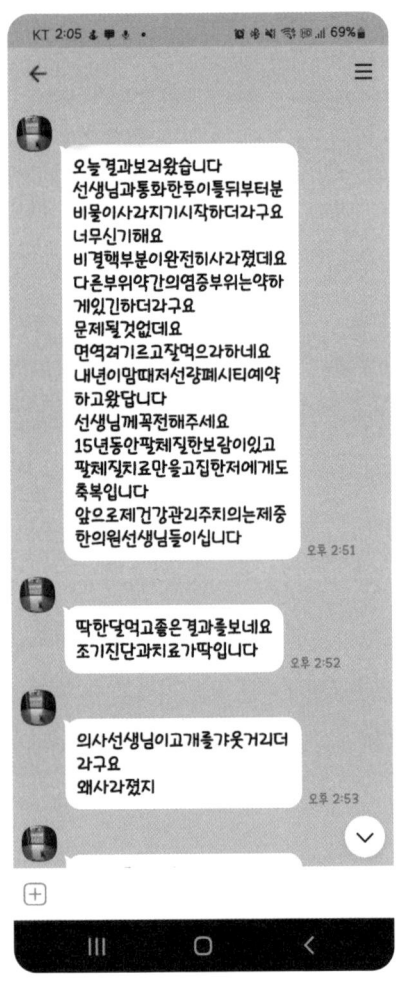

3. 나도 한의사인데 여기를 왔네요 (비결핵성 항산균 NTM)

뭘 좀 아시는 분 같은데, 한의학 지식이 상당하시구나. 처음 생각은 그랬다. 예약도 없이 소개로 무작정 찾아왔다는 정지영 씨는 7년 전 감기 끝에 기침을 달게 되었는데 그 증상이 너무 오래되어 그냥 습관처럼 기침을 하고 살았다 한다. 그러다 대학병원에서 받은 진단이 '폐결절'과 '비결핵성 항산균'. 면밀하게 살핀 결과 체질은 수천 명 중 한 명 있다는 소양인 토음체질. 이 체질의 사람들은 겉으로는 사납게 보이나 생각보다 더 심성이 유순한 사람들이다. 비록 소양인 토양체질처럼 나서서 일을 꾸미거나, 맨 앞에서 책임 있게 일을 도모하는 부분은 부족하나 그것은 '못해서'가 아니다. 이들 토음체질들은 사실 잘하고, 할 수 있는 일인데도 한 발 물러서 뒤에 서는 경우들이 많은데 이것은 과감하지 못한 성격적 특성 때문일 뿐이다. 더구나 이런 특성의 영향인지 물욕도 비교적 적은 편이다.

정지영 씨는 정확히 이 체질의 성격에 맞아 조금은 즉흥적으로 찾아온 듯했지만 사실 꽤 꼼꼼히 다양한 정보들을 찾아보고 방문한 것이 분명했다. 그런데 여기서 재밌는 반전.

"선생님, 사실 저도 한의사입니다."

외국에서 한의사로 활동하고 있었던 그녀는 나름 알고 있는 다양한 한의학적 지식으로 자신의 병을 위해 별별 처방을 다 해 보았는데도 이상하게 병이 낫지 않아 한국에 들어온 김에 아예 양의와 한의를 모두 방문한 것이다. 그 상태에서 암일 수도 있다는 '폐결절' 진단을 받고 일단 항생제를 써 보며 조금만 추이를 살펴보자는 소리를 들었지만 항생제에 대한 거부감이 워낙 커서 우선 거부하고 제중한의원을 찾은 것이다.

그리고 드디어 체질 처방이 시작되었다.

정지영 씨가 가지고 있던 '폐결절'은 폐에 무언가 알 수 없는 덩어리 같은 것이 생긴 것이다. '결절'이라는 말 자체가 비정상적으로 커진 어떤 덩어리(종괴)를 의미하는데 그게 폐에 생긴 것이다. 보통은 폐 내부에 지름 3cm 미만의 작고 동그란 형태로 보이는데 1개만 보일 경우엔 '고립성 폐결절', 여러 개가 보일 경우엔 '다발성 폐결절'이라고 부른다. 문제는 이 크기가 3cm를 넘어서게 되면 결절이 아닌 종양 또는 혹이라고 부르게 된다는 것이다. 대신에 3cm 내의 크기에서는 도대체 무엇인지, 앞으로 어떻게 발전할 것인지 진단 상황에서는 알 수가 없다. 더구나 폐결절은 평소 아무런 증상이 없다가 건강검진 등에서 X선이나 CT 촬영을 통해 발견되는 일종의 영상학적 소견일 뿐 무슨 구체적인 '병명'이라고 볼 수도 없는 것이다. 결국 이렇게 그저 눈으로 관찰되는 하나의 '현상'이다 보니 양방에서는 다른 증세가 없다면 일단 지켜보자는 판단을 내리게 된다.

그렇다고 원인이 없는 것은 아니다. 폐결절은 보통 무언가에 감염된 상태의 양성질환과 암과 같은 악성질환으로 나뉘는데 폐렴, 결핵, 곰팡이 감염, 과오종, 폐암, 전이암 등 여러 원인에 의해 생길 수 있으며 그 각각의 추이에 따라 치료법을 찾게 된다. 물로 암으로 판단되면 양방에서는 그에 따른 외과적 수술과 방사선 치료에 들어갈 것이다. 다만 앞서도 말했듯이 이것이 아직 무엇인지 정확히 알 수 없는 상태, 딱 3cm 미만의 바로 정지영 씨와 같은 케이스가 고민스러운 상황인 것이다.

우선 치료는 비결핵성 항산균(NTM)을 중심으로 처방하기 시작했다. 보이는 폐결절도 일단 이런 균들에 의한 단순 감염증일 수도 있으니 이 부분을 집중공략 해 보기로 한 것이다. 대학병원에는 추적관찰 후 정식으로 암 조직검사를 받기로 신청한 상태에서 일단 한약을 먹기 시작했다. 당장 긴 시간 해결할 수 없었던 기침을 멈추는 것도 큰 숙제였다. 그렇게 3개월. 아침 일찍 한의원으로 전화가 한 통 걸려왔다.

"없어졌대요! 없어졌어요. 하나도 없대요." 흥분된 목소리로 경과를 알리는 정지영 씨는 "선생님, 없어요. 없대요"를 거의 열 번쯤은 거듭 말했다. 막 폐 CT를 찍고 왔다는 그녀는 병원에서도 기적이 일어났다고 할 정도로 폐사진이 깨끗했다고 한다. 비결핵성 항산균은 물론 무서웠던 폐결절이 완전히 사라진 것이다.

단 3개월이었다. 거짓말 같은 그 기적이 만들어지는 데 딱 3개월이 필요했다. 본인도 한의사다 보니 정말 안 해 본 방법이 없을 만큼 별의별 약과 침을 다 써 봤다는 그녀는 고국에서의 이 놀라운 경험에 입을 다물지 못했다. 그리고 뒤늦게 사상체질의학을 다시 공부하겠다는 결심을 보이기도 했다. 참으로 감사한 일이다.

이 정지영 씨의 사례에서 새겨 볼 부분이 하나 더 있다. 그녀의 체질이 소양인 중 '토음체질'이었다는 것. 양방에서 간혹 페니실린에 쇼크 반응을 보이는 경우가 있는데 그들의 십중팔구는 이 토음체질들이다. 그런 의미에서 보면 그녀 자신이 한의사로서 자기 몸에 대해 한방처방을 이어 왔던 것이 어쩌면 다행이었는지도 모른다. 마치 운명처럼 한방과의 연을 가져왔던 것일 테니 말이다, 그리고 이렇게 사상체질을 통해 자신의 건강을 위해 무엇을 피하고 무엇을 취해야 하는지 더 정확히 알게 되었으니 그녀 자신으로서도 그리고 이후 그녀를 통해 도움을 받을 다른 이들에게도 참으로 다행한 일이 아닐 수 없다.

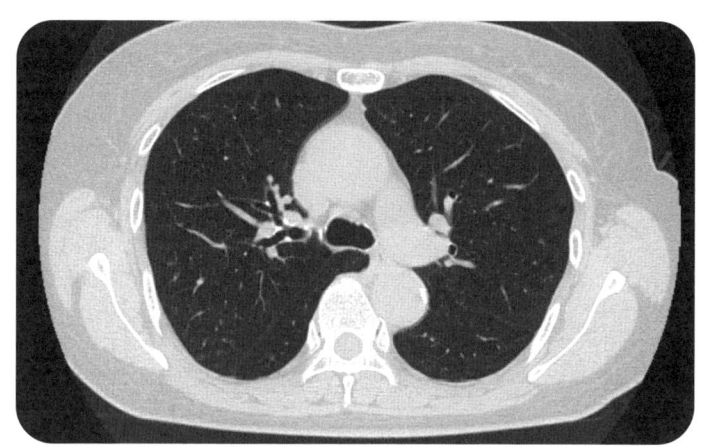

비결핵성 항산균(NTM) CT

4. 진료실의 통역관, 엄마 (기관지확장증)

"인사드려야지."

구부정한 꾸벅. (눈을 마주치지 못하고 말도 거의 못 하는 상태)

27세 가을 씨는 뇌성마비 환자였다. 걸음걸이가 불편했고 앉아 있는 자세도 약간은 굽은 듯 등이 앞으로 쏠리고 다리의 근육은 정확히 바닥을 딛지 못하고 살짝 꼬인 자세로 의자에 앉았다. 뇌성마비 뇌전증을 앓고 있던 가을 씨는 이미 생후 16개월부터 폐렴으로 여러 번 입원할 만큼 폐 기능이 좋지 못했다. 어디가 불편한가 문진이 오고 가는 중에도 가랑가랑 가래 끓는 소리가 이어지는 것이 분명히 기관지에 문제가 있어 보였다.

"기침은 어때요?" 한의사가 묻고.

"가을아 언제 기침이 제일 심하니?" 엄마가 다시 묻고.

(엄마의 소리에 반응이 있는 듯 없는 듯. 그래도 알아채고 대신 말을 전하는 엄마)

"밤에 누우면 기침이 더 심해지는 것 같아요. 그런데 낮에도 희한하게 눕기만 하면 더 기침이 심해지고 그러네요." 엄마의 이어지는 답.

질문과 답은 이렇게 근 한 시간을 넘어가고 있었다. 그동안 엄마는 아주 열심히 딸의 눈과 의사의 눈을 오고 가며 그 누구보다 충실한 통역자로 일했다.

27년. 결코 짧지 않은 시간을 딸과 세상의 연결자로 살아왔을 엄마의 눈에 슬쩍 곤란함이 비추기도 하고 또 잠깐 죄송합니다, 이유 없는 사과가 이어지기도 하고. 괜히 더 미안해진 한의사는 빙긋 웃으며(괜찮아요, 잘 알아듣고 있습니다), 무언의 눈짓을 나누고. 그날 우리 진료실의 풍경은 그랬다.

가족과 함께 한의원을 찾아오는 사람들을 보면 그들 각각의 집안 분위기가 그대로 연상될 때가 있는데 자꾸 몸이 아프고 체력이 떨어진 어린 자녀를 데리고 오는 엄마는 세상 근심을 다 짊어진 양 "어떡하죠? 왜 그러죠? 방법이 뭘까요?" 연신 질문을 던진다. 그리곤 하늘의 별이라도 따다 줄 수 있다는 각오와 결의를 보여 주기도 한다.

반면 늙으신 부모님을 모시고 온 자식들은 때로는 체념처럼 한숨을 쉬기도 하고 또 때로는 아주 지극한 효성을 보이며 한 걸음 한 걸음 늙으신 부모님을 부축하기도 한다. 그러나 "긴 병에 효자 없다"라는 옛말이 맞는 것인가. 처음의 지극 정성은 두 번 세 번, 그렇게 한 해를 보내고 또 한 해를 보내며 점차 무표정한 얼굴로 바뀌기 시작한다. 다 그런 것은 아니나 때로 그렇게 변화하는 자식들의 표정을 보면 '내리사랑'에 비해 '치사랑'은 얼마나 보잘것없는가를 가끔 생각한다. 물론 그 말은 여전히 부족한 또 한 명의 자식인 내게도 해당하는 말이다.

이렇게 부모 자식 사이 외에 그래도 길게 기억에 남는 이들은 장애인 가족들이다. 특히 성인이 된 자식을 여전히 아이처럼 돌봐야 하는 엄마들의 눈빛에서는 긴 전쟁터를 돌아 돌아온 어떤 초월적 힘 같은 것이 느껴질 때가 있는데 가을 씨 어머니에게서도 그랬다. 그것은 체념 따위가 아니라 마치 소금 같은 긴 세월이 녹아 이제는 고요해진 물결, 그런 것, 그래 그것이었다.

가을 씨의 진단명은 기관지확장증이었다. 가래와 기침만이 아니라 눈가의 눈그늘도 너무 심해 거뭇한 기운이 눈 밑까지 내려와 있었다.

기관지확장증은 생각보다 위중한 병이다. 사람들이 가끔 오해하는 것이 있는데 직접 '폐-'라는 이름이 들어가서 폐와 관련된 어떤 병명을 들으면 매우 심각하다고 판단하면서도 '기관지'는 조금 가볍게 생각하는 것이다. 그러나 아니다. '기관지'는 우리의 폐 속으로 직접 뻗어 있는 두 개로 갈라진 일종의 '가지'인데 이 길을 따라 우리가 들이마신 공기가 직접 몸속으로 들어온다. 특히 이 기관지는 폐 안쪽에서 계속 가지를 치면서 다시 나눠지는데 이때 기관지 벽에서는 점액을 분비해 기관지를 보호하고 이것이 안으로 들어오는 나쁜 것을 방어해 주는 것이다. 이어 섬모가 움직이면서 쌓여 있는 점액과 이물질을 밖으로 나가게 한다.

그런데 하필 이렇게 중요한 '기관지'가 폐결핵이나 과거의 심한 호흡기계 염증 등으로 손상을 입으면서 영구적으로 확장 곧, '늘어지게' 되는데 이것이 '기관지확장증'이다. 그리고 이 '늘어진 기관지'에는 계속해서 가래가 쌓이게 되는데 또 그 가래를 뱉기가 힘들고 객혈까지 생기는 것이다. 이때 환자에 따라서는 객혈로 인해 한밤중 응급실로 달려가는 이들도 제법 많은 것이 이 기관지확장증이기도 하다. 기관지확장증은 특히 앞서도 살폈듯이 확장된 기관지에 세균이 침범해 염증이 생기고 결국 비결핵성 항산균을 겸하는 경우가 많다는 것이 정말 어려운 부분이다. 그러다 보니 기관지확장증 환자의 거의 50% 정도는 비결핵성 항산균을 같이 진단받게 된다.

이렇게 치료하기가 힘들고 복합적인 증상들이 같이 나타나다 보니 어떤 질환보다 더 세밀한 체질 처방을 찾아야 하는 것이 기관지확장증인데 가을 씨와 같은 태음인은 포공령(민들레), 녹용, 길경(도라지), 유근피(느릅나무)와 지혈 한약인 삼칠근, 연근 등을 약재로 쓰게 된다. 반면 소양인은 사과락(수세미), 연교(개나리), 과루인(하늘타리)을 쓰게 되고, 소음인은 황기, 인삼, 애엽(강화도 약쑥), 태양인은 미후등(다래나무 줄기), 솔잎, 포도근(머루 뿌리) 등이 주요 약재로 사용된다. 제중한의원에서는 이런 약재들을 참고해 '열다한소진해탕(熱多寒少鎭咳湯)'을 가을 씨의 기관지확장증 약으로 처방했다. 원래는 이제마 선생의 처방인 '열다한소탕(熱多寒少湯)'이 있으나 제중한의원의 오랜 연구 끝에 열다한소탕에 비파엽, 포공령, 자완, 관동화, 행인 등을 추가한 '열다한소진해탕'이 개발되었다. 이 처방은 오로지 제중한의원만의 독자적인 처방이다.

그렇게 처방된 약을 먹고 얼마 뒤 가을 씨의 눈그늘은 사라졌고 가랑가랑 끓던 가래도 멈췄다.

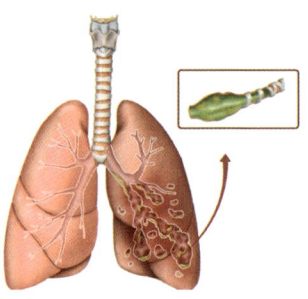

기관지 확장증

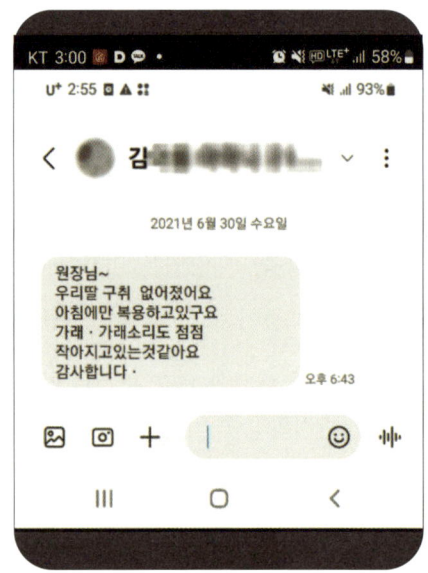

5. 의사를 어떻게 믿어요?
의심 많은 소음인(천식)

　소음인은 의심이 많다. 물론 이것은 장점으로 작용할 때가 더 많은데 '의심'이라는 것은 쉽게 말해 끊임없이 돌다리를 두들기며 나아가는 것이기에 그렇다. 어떤 순간에도 그냥 진행하는 것은 없다. 묻고 또 묻고 완전한 확신이 든 뒤에야 행동한다. 물론 주변인들은 가끔 피곤하다 느낄 때도 있지만 최소한 자기 자신의 건강을 꼼꼼히 살핀다는 측면에서는 긍정적인 부분이 더 많다. 그래서 소음인들은 위장 기능에 큰 문제가 없는 한 큰 병을 늦게 발견할 확률이 그렇게 많지 않다.

　꼼꼼하고 예민하며 가능한 자기 자신의 몸과 건강에 대해서도 끊임없이 의심해 보고 체크하기, 이게 소음인의 특징인데 이 부분이 한의학적으로 의미 있는 것은 병이 되기 전 곧, '미병(未病)' 단계에서 환자를 살필 수 있어야 한다는 한방의 오랜 철학과도 맞닿기 때문이다.

　이제 막 고희를 넘기신 주희순 할머니가 그런 분이었다. 봄부터 조금씩 감기 기운을 느끼던 할머니는 어느 순간부터는 아예 누울 수도 없을 만큼 발작적인 기침이 이어지자 조금씩 걱정이 되기 시작했다. 결국 소음인답게 당장 큰 병원을 찾아 CT도 찍고 내친김에 기관지 내시경 검사까지 모두 마쳤다. 그런데 특별한 진단명이 나오지 않는 것이다. 그래도 혹시 몰라 아예 입원도 했다. 또 퇴원 후엔 한 달여 약을 처방받아 정말 열심히 먹었는데 이상하게 별다른 차도가 없는 것이다. 안 되겠다, 병원을 옮기자, 마음먹고 이번엔 아예 다른 병원으로 가 봤다.

그렇게 무려 3개월을 이 병원 저 병원으로 옮겨 다니며 온갖 검사와 치료법을 적용해 봤는데 도대체 이 지긋지긋한 기침과 가래가 멈추지 않는 것이다. 그리고 7월. 계절이 여름의 한가운데로 들어가던 그날, 할머니가 진료실로 들어섰다.

말씀을 나누는 중에도 이미 그르릉 그릉 하는 소리가 목에서 나는 것이 기관지나 호흡기에 분명 문제가 있어 보인다. 그런데 양방 병원에선 아직 무슨 병은 아니다, 그냥 기침이 나는 것이니 그것만 치료하면 된다고 말했다며 한참 성토 아닌 성토의 장을 여신다.

"세상에 병원이 병을 못 고쳐요. 아니 이렇게 기침이 나서 잠도 못 자고 힘든데 왜 병명이 없다고 그럽니까? 네? 기침병이라고라도 할 수 있는 것 아닙니까?"

맥을 짚고 건강 상태를 살펴보니 할머니는 분명 '천식'이었다. 그런데 양방에선 이 천식을 '아직은 아니다'라는 차원으로 치료를 했던 것 같다. 분명 기침 증세는 있으나 양방에서의 진단 기준에는 '아직 (그것에) 이르지 못했으니' 천식이 될 '가능성이 있다' 정도로만 판단을 했던 것. 그러나 3개월간 여러 병원을 전전하며 할머니의 '아직 아닌 병'은 어느새 깊어져 분명한 천식 증세를 보이고 있었다.

'천식'은 지나치게 예민해진 폐 속 기관지가 때때로 좁아지고 숨이 차면서 가르릉 가르릉 쌕쌕 숨소리를 내고 발작적인 기침이 올라오는 병이다. 이 병은 일종의 알레르기 질환으로 보통은 부모로부터 유전된 알레르기 체질이 꽃가루, 집 먼지, 동물의 털, 특정 약물, 식품 등의 환경적 요인을 만나면서 발생하는데 때로는 이렇게 주 할머니처럼 감기 증세가 깊어지면서 아예 천식으로 발전하기도 한다. 물론 최근엔 실내오염, 대기오염, 각종 식품 첨가제, 황사, 미세먼지, 기후 변화, 반려동물, 밀가루 음식의 과다섭취 등으로 점점 천식 환자가 늘어나고 있기도 하다.

이 천식에 걸리면 반복적인 기관지의 염증으로 기관지 점막이 붓고 기관지 근육이 경련을 일으키면서 결국 기관지가 막히게 되는데 기침을 하다 헐떡거리고 숨이 차는 이유도 이런 까닭에서다.

주희순 할머니에게는 소음인 수양체질에 맞게 먼저 '승양익기탕'을 처방했다. 특히 소음인에게 맘껏 쓸 수 있는 인삼, 당귀, 황기 등이 들어간 약으로 몸을 따뜻하게 해 체온을 약간 올리는 방법을 적용했다.

물론 3개월 치료 후 할머니의 기침은 거짓말처럼 완쾌되었다. 그리고 의심을 거두고 한번 신뢰하기 시작하면 또 누구보다 다정히 온 마음으로 신뢰를 주는 소음인답게 이젠 가족 전체의 건강을 책임지라 요구하고 계신다.

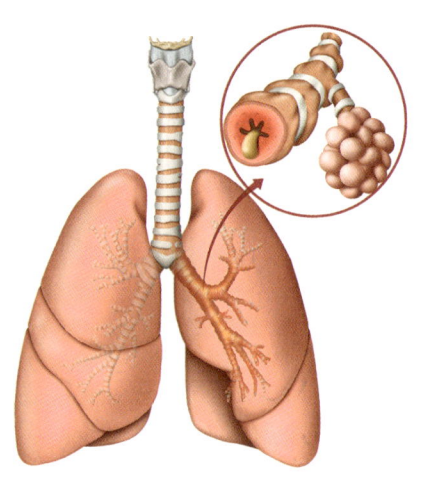

천식

6 이제 죽으려나 봐요. 목에서 피가 나요(기관지확장증)

어린 시절 남자아이들의 로망은 이름하여 '원터치 원킬'이다. 투닥투닥 말싸움으로 끝날 것이 아니고 아예 한번 '붙어 보자'라는 것이 기본인데 특히 어느 영화에서처럼 단 한 번의 타격으로 상대를 완전히 제압시킬 수 있는 그런 꿈들을 가끔 꾸곤 한다. 덕분에 무슨 액션 영화가 유행이다 싶으면 열심히 보고 그 동작을 흉내 내게 되는데 그러다 한번 누군가와 책상을 밀었니 안 밀었니, 내 연필을 밟았니 안 밟았니, 별별 갈등이 일다가 드디어 한판이 열린다. "너 나와!"

순간 운동장으로 와아~ 구경꾼 아이들은 밀려 나가고 어쩌다 한 판을 벌이게 된 두 녀석은 운동장 한가운데서 주먹 쥔 두 손을 가슴까지 올리고 한껏 상대를 노려보며 기 싸움부터 시작한다. 순간 있지도 않은 휘슬이 어디서 울린 것처럼 투툭탁탁 나름 몇 합의 주먹이 오고 가는 듯하다가 갑자기 한 녀석이 털썩 주저앉는다. 그리고 이내 녀석의 입에서 울음처럼 터져 나오는 소리. "어, 어, 피다(ㅠㅠ)."

자, 이제 게임은 끝이다. 코피가 터져 주저앉은 녀석을 빙 둘

러선 녀석들은 먼저 코피가 난 녀석이 졌다는 것을 왁자한 함성과 소리로 선언해 버리고 실제 코피가 난 녀석 역시 자신도 졌다고 생각해 괜히 눈물 한 방울까지 찔끔 흘린다. 상황종료.

당연한 얘기인지 모르지만 이렇게 사람들은 '피가 난다'라는 것에 대한 일종의 공포 같은 것이 있다. 아이들이 싸움에서 먼저 피가 나면 이내 '졌다'라고 판단하는 것처럼 대부분의 사람들은 자신의 몸 어딘가, 그것도 입으로 피가 올라오는 것을 상당한 공포로 느낀다. 우리가 보는 수많은 흡혈귀 영화 역시 이런 원초적 공포에 기인하는 것으로 누군가의 피를 빨아먹고, 또 그 피를 입 주변 가득 묻히고 있는 흡혈귀는 여름 내내 가장 많은 이들의 '사랑받는 공포' 소재다. 왜 그럴까?

피를 빨아먹는다는 것은 누군가의 가장 깊은 곳의 정기, 기운, 기를 빨아먹는다고 느끼기 때문이다. 덕분에 피를 빨린 당사자는 이제 더는 살아 있는 생명으로서의 기운을 발휘할 수 없다. 곧, 죽음을 연상시키게 되는 것이다. 물론 그 흡혈귀는 사람의 정기, 생명을 앗는 무시무시한 존재가 되는 것이고.

진료실에서 만나는 환자들 역시 마찬가지다. 그냥 손을 다치고 다리에 피가 나는 그런 것쯤은 별것 아니다 생각했던 사람들도 막상 입에서 피가 나오기 시작하면 말할 수 없는 공포로 미리부터 얼굴이 새하얗게 질린다. 그리고 묻는다. "선생님, 저 이제 죽는 건가요?"

고은화 씨가 그랬다. 50 후반의 연배에도 누구보다 활발히

농사를 짓고 생활하던 그녀는 어느 날 입으로 피가 나오자 소스라치게 놀랐다. 아니 몸에 무슨 이상이 있는 것 같지도 않은데 왜? 고은화 씨 스스로의 표현에 의하면 그 순간 자신이 무슨 공포영화 속으로 들어가는 느낌이 들었다고 한다. 그도 그럴 것이 그녀는 보통 객혈을 하는 다른 환자들이 갖는 일반적 증상, 기침, 가래, 호흡곤란 등이 전혀 없었기 때문이다. 그런 제반 증상이 있었다면 아, 기침이 심해서 그런가 보다, 먼저 가늠이라도 할 수 있을 것인데 아무런 추가 증상 없이 대뜸 입에서 피부터 쏟아지니 얼마나 무서웠을까 말이다.

고은화 씨 역시 기관지확장증이었다. 앞서도 밝혔지만 '기관지확장증'은 기관지 벽과 그 주위의 조직이 염증에 의해 파괴됨으로써 발생하는데 지금은 흔치 않지만 어려서 홍역이나 백일해, 결핵 등을 앓았을 때 그 후유증으로 생기는 경우가 많다. 특히 다른 질환은 몰라도 폐결핵은 지금도 적지 않은 수의 사람들이 앓고 있는 병으로 어린 시절 외에도 성인이 되어 폐결핵 진단을 받은 사람들은 늘 조심해야 하는 질환이 이 기관지확장증이기도 하다.

문제는 이 기관지확장증 환자의 상당수가 객혈을 하게 된다는 것인데 고은화 씨의 케이스처럼 기침이나 가래 등의 여타 증상이 심하지 않은데도 객혈이 과하게 발생하는 경우들이 있어 환자들의 두려움이 커지는 것이다.

물론 객혈이 있다 해서 모두 중증의 상태라고 말할 수는 없다. 또 객혈은 말초신경이 확장되면 아주 작은 기침에도 발생할 수 있다는 점, 기관지 내 염증의 특정 부위와 관련이 있을 수 있다는 점을 고려해 환자의 자율신경을 안정시키거나 염증을 일으키는 균을 없애는 제균 치료 등에 힘쓰면 대체로 좋은 결과를 얻을 수 있다. 그러나 환자 본인의 두려움과 공포가 너무 심하고 간혹 출혈량이 아주 많을 때는 기도가 막히거나 빈혈 상태에 빠질 수도 있어 일단 객혈 자체에 대한 빠른 처치는 중요하다. 더구나 소음인 고은화 씨는 이 객혈로 인해 이미 한 차례 색전술을 받고 양방의 지혈제까지 처방받아 먹고 있던 상황인데도 간헐적 객혈이 이어져 두려움이 더 클 수밖에 없었다. 평생 이렇게 피를 토하며 살아야 하는가 하는 걱정 때문이었다. 실제로 습관성으로 객혈이 이어지면 양방에서는 그 부위만 따로 색전술을 고려하기도 한다.

그러나 다행히 고은화 씨는 수술까지 가지 않고도 객혈의 공포에서 벗어날 수 있었다. 비법은 소음인에게 특화된 '승양익기탕'과 '8물군자탕'. 여기에 지혈 효과가 있는 '강화도 약쑥(애엽)'을 함께 조제해 약 3개월간 복용한 후 정말로 객혈이 멈췄다. 이것은 앞서 설명한 것처럼 기관지 내 염증 부위를 다스리면서 동시에 균을 제거하는 투 트랙 방식을 쓴 덕분이었다.

그 후 2년이 넘게 지난 지금까지도 고은화 씨는 단 한 번의 객혈 없이 평안히 건강을 유지하고 있다.

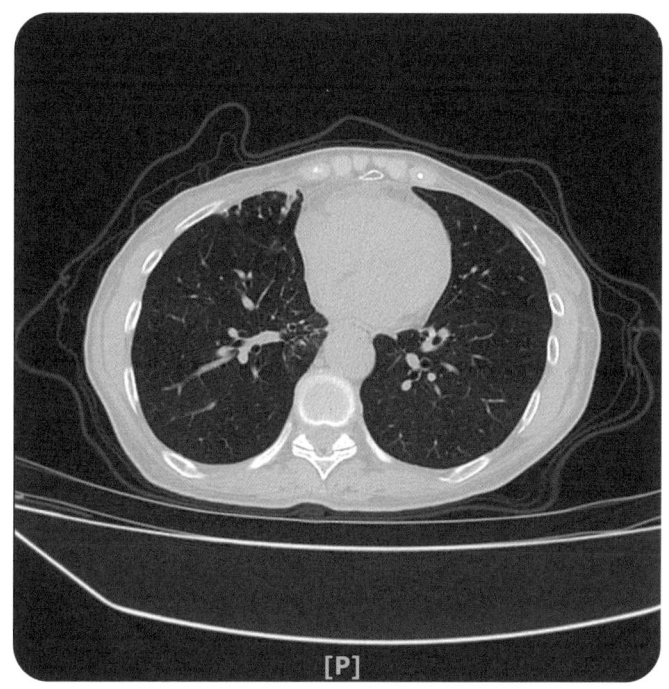

[P]
기관지 확장증 CT

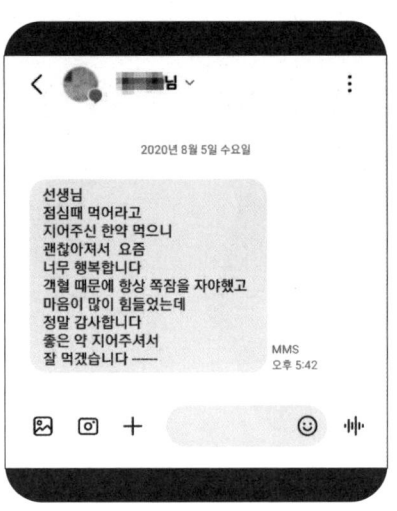

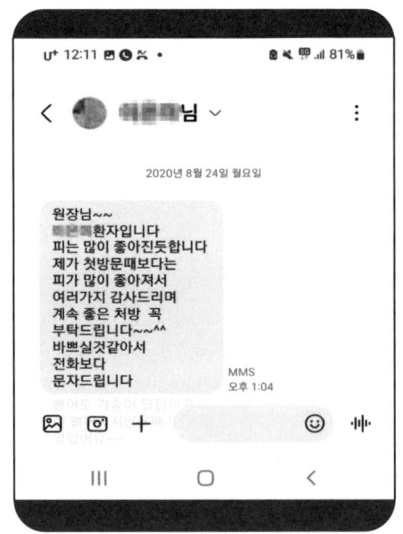

7. 음음…. 캑캑….
목에 걸린 이게 뭔가요?
(역류성 식도염, 매핵기)

'매핵기(梅核氣)'라는 것이 있다. 이건 전형적인 한방 용어인데 여기서 '매핵(梅核)'이라는 것은 쉽게 말해 매실의 씨앗(또는 열매)을 말한다. 이 매실 씨앗이 목에 걸린 것처럼 답답하고 걸리적거려 자꾸 '음음, 큼큼' 소리를 내게 되는 것이다. 한의원을 찾아오는 환자 중 이 매핵기 증상을 가지고 있는 환자들이 제법 많은데 이들 중 상당수는 양방에서 '역류성 식도염' 진단을 이미 받아 몇 가지의 치료를 받아 보고 오는 경우들이다.

60대의 이정순 씨도 매핵기로 몇 해를 고생하다 한의원을 찾았다. 이정순 씨는 특히 천식과 소화 장애로 양방만이 아니라 여러 한의원을 이미 돌아 돌아 찾아온 상황이었다. 더구나 소화기의 불편감은 상당히 오래되어서 '위축성 위염' 약을 장복하고 있는 처지였다.

"선생님 이게 크흠. 역류성 식도염이라고 하는데 도대체 병원에서 흠. 시키는 대로 하는데도 왜 낫지를 않지요? 아주 미치게…ㅆ 으흠, 습니다. 큼. 왜 목 안에 뭐가 있어서 맨날 이렇게 크음. 정말 지금도 또 이러잖아요. 내가 누구랑 말을 못 합니다 말을, 큼."

한방의 '매핵기'는 양방에서 '역류성 식도염'으로 진단되는데 그 원인의 상당수가 '신경성'으로 얘기된다. 물론 사실상의 신경성 위장질환은 맞다. 이때 '신경성'이란 말에서 알 수 있듯이 이 병은 스트레스와 관련이 깊다. 보통 긴장하고 불안한 상태, 걱정이 너무 많은 상태일 때 한방에서는 이것을 '칠정(七情-喜怒憂思悲恐驚 희노우사비공경)이 맺혔다'라고 표현하는데 실제로 사람의 희로애락과 놀람, 공포, 그 외 다양한 생각들이 무언가가 맺히듯 한 곳에 몰리면 위장관의 운동력이 떨어지게 된다. 그것이 목 안의 기운을 뭉치고 막아 매핵기를 만드는 것이다. 이 외에도 자주 밤늦게 식사하는 사람들도 이 역류성 식도염에 걸릴 수 있는데 이때는 소화되지 않은 위장 내용물이 위로 올라오거나 위산이 역류하는 일이 잦아지면서 식도에 염증을 일으키는 것이다.

그런데 매핵기의 원인은 한 가지가 더 있다. 그것은 코와 연결된 호흡기질환이다. 보통 비염, 만성 인후염, 편도선염, 축농증 등이 인후 점막에 염증을 일으켜 실제로 가래가 걸린 것 같은 '느낌'을 주는 것인데 이 경우엔 말 그대로 '신경성 인후두염'이 되는 것이다. 물론 아주 느낌만 그런 것이 아니라 실제로 약간의 가래가 걸려 있을 수도 있다.

결국 매핵기는 이것이 위장질환인지, 호흡기질환인지를 먼저 살펴야 하는데 그것보다 우선하는 것은 이것이 '신경성' 질환이라는 것이다. 다시 말해 마음을 편하게 하는 것이 무엇보다 중요하다는 말이다. 그렇게 마음을 다스리면서 위장의 운동기능을 잘 올려 주는 것 그리고, 호흡기 점막의 염증 치료가 선택적으로 이어져야 한다.

이 매핵기에 사용하는 약재는 보통 체질 불문하고 도라지가 1차 치료 약이 되기는 한다. 그러나 도라지로 낫지 않는다 싶을 때는 정확히 체질을 진단해 체질 처방을 해야 하는데 이정순 씨처럼 소양인일 경우는 보통 '하늘타리'로 불리는 '과루근'이 좋다. 이때 소음인은 '반하'라는 약재가 인후의 이물감을 제거하기에 좋고, 태음인은 '도라지', 태양인은 '솔잎과 모과'가 좋다. 또 앞서 밝혔듯이 너무 자주 밤에 야식을 먹는 것을 피하고, 음식을 오랫동안 꼭꼭 씹어서 먹으며 가능하면 커피 등 카페인을 금하는 것이 좋다.

이정순 씨는 다만, 몇 년 동안 앓아 온 천식 때문에 실제로 누런 가래가 올라와 더 고생을 했는데, 이로 인해 늘 머리가 아프고 말이 잘 나오지 않는다는 고통을 호소했다. 여기에 항상 흠흠 큼큼대며 목을 혹사 아닌 혹사까지 시키다 보니 아예 목소리가 쉬어 버렸다. 이런 경우엔 단순한 매핵기 하나의 처방이 아닌 좀 더 근원적인 치료를 해야 한다. 특히 소양인들이 이렇게 오랜 호흡기질환으로 매핵기를 갖는 경우에는 '형방도적산'과 연교, 금은화, 수세미 등으로 치료하는 것이 좋은 대안이 될 수 있다.

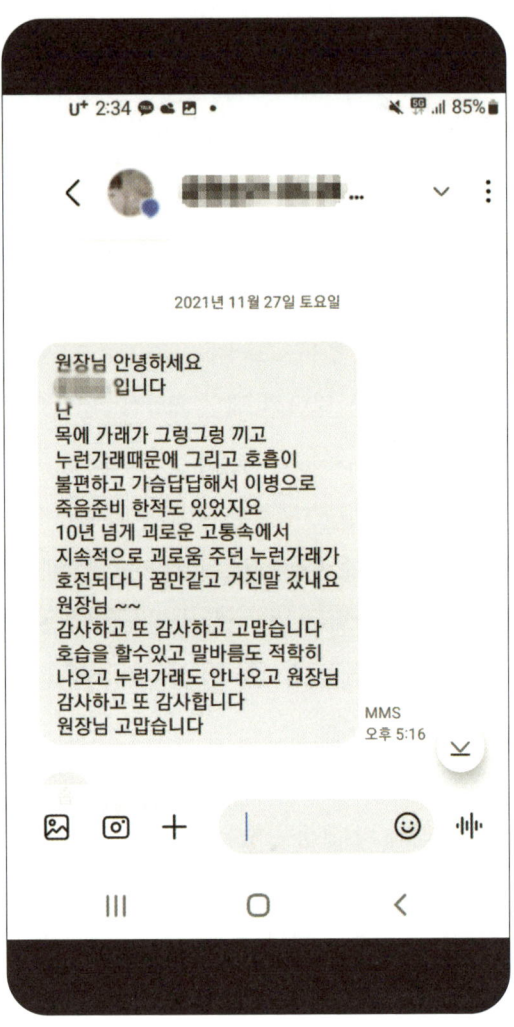

8. 강아지를 기르면 안 될까요? (알레르기성 천식)

현대의학이 발전하면서 정말 좋아진 것을 하나 꼽으라면 주저 없이 각종 검사장비의 발전을 꼽을 수 있을 것 같다. 이전에는 X선 검사 하나로 그치던 영상의학 분야가 눈부시게 발전해 점점 더 정교해지고 또 다양해지면서 조기에 병을 발견하고 빠르게 대처할 수 있게 된 것은 정말로 다행한 일이기 때문이다. 물론 진단검사의 발전도 눈부셔 각종 검체물에 대한 세밀하고 정확한 정보들이 나오는 것도 큰 발전의 하나다.

그런데 문제가 하나 있다. 검사장비와 검사방법이 점점 발달할수록 오히려 이것을 지나치게 절대화하게 된다는 것이다. 마치 검사 결과 아무것도 '보이지 않으면' 병이 없다고 말하는 것처럼 일정한 수치를 정해 놓고 이 기준 수치에 도달하지 않으면 이 또한 '병이 없다'라고 판단해 버리는 것이다. 그러나 과연 그럴까?

한의학에서는 '미병(未病)'이라는 말이 있다. 아직 병에 이르지 않았으나 병이 될 수 있는 단계를 이렇게 '미병'으로 부른다. 이것은 단순한 예방의학의 차원이 아니라 실제 각 질환의 전조증상, 실제 질환으로 드러나기 바로 전 단계의 몸의 변화를 예민하게 살피는 것이다. 다만 안타깝게도 현대의학에서는 이 '미병'의 개념이 없다. 그러다 보니 환자는 분명 어떤 '기미'나 증세를 느끼는데도 '괜찮습니다, 아닙니다, 좀 더 두고 봅시다' 소리로 그저 심리적 위안만 주는 것이다. 그러나 환자 스스로는 무언가 몸의 변화를 느끼는데 "병이 아닙니다" 소리를 들으면 무조건 안심이 될까? 과연 그것이 진짜 위안이 될 수 있을까? 더구나 당장 매 순간 일상에서의 검증이 가능한 알레르기 검사라면?

노진우 씨의 경우가 바로 그랬다. 30대의 소음인 진우 씨는 어떤 상황에서 아주 심하게 기침 증세가 올라왔는데 이것이 희한하게 집에만 들어가면 더 심해지는 것이었다. 그렇다고 집이 무슨 대단히 더러운 상황도 아니고 오히려 꼼꼼한 성격답게 그 어느 여성보다 더 깨끗하게 사는 타입에 가까웠는데도 말이다. 병원에서는 약간의 천식 증세가 있다 했지만 알레르기 검사 결과는 '무(無)', 없음이었다.

'알레르기'라는 것은 1906년 C. 폰 피르케라는 사람에 의해 처음 명명되었는데 어떤 생체가 이물질의 침입을 받으면 그것에 대한 반응이 각기 다양함을 알고 이것을 '알레르기'라 부르게 된 것이다. 이때 알레르기를 유발하는 항원을 '알레르겐(allergen)'이라 부르고 그 종류들을 따로 분류했다.

먼저 우리가 모두 아는 꽃가루, 동물의 털이나 피부에서 떨어지는 물질, 생선, 우유, 달걀, 땅콩, 복숭아 등의 식품, 곰팡이 등등이 모두 알레르기를 유발하는 알레르겐에 속한다. 최근에 와서는 이 알레르겐을 아예 실내 알레르겐, 실외 알레르겐으로 구분하여 부르는데 여기서 중요한 것이 고양이나 강아지 등의 반려동물을 '실내 알레르겐'으로 구분하고 있다는 것이다. 원래는 바깥의 항원으로 구분되던 것이 최근엔 모두 집 안으로 들어와 생활하게 되면서 이렇게 부르게 된 것이다. 그만큼 반려동물이 우리 삶과 한층 가까워졌다는 의미이기도 하지만 또 한편으로는 항상 그 반려동물로 인한 알레르기를 걱정해야 하는 시대를 살고 있다는 말이기도 하다.

실제로 국내 여러 저널에서는 이렇게 점점 다양해지는 알레르겐들이 어떻게 '알레르기 반응을 일으키는가'에 대한 연구가 이어지고 있는데 최근 30년간 유전이 아닌 외부적 요인에 의한 알레르기 반응이 급격히 증가하고 있고, 그중 가장 심각한 것이 천식 증세 유발이라는 다양한 보고들이 올라오고 있다. 현대인들 속에서 상당한 수준의 면역체계조절 변화가 확대되고 있다는 말이다.

자, 여기서 다시 진우 씨 이야기.

병원에서 특별히 이 알레르기 반응이 없다는 소리를 듣고도 기침이 멈추지 않자 진우 씨는 분명한 증세가 있는데 왜 병이 없다는지 궁금하다며 진료실 문을 열었다. 처음엔 알레르기 반응 검사 이야기가 없어 소음인의 기본적인 천식 치료를 위한 '8물군자탕'을 처방했다. 그런데 어느 정도 증세가 호전되는가 싶으면서도 깨끗하게 완치가 되지 않는 것이다. 체질 진맥을 분명히 제대로 했는데 왜 그럴까 의아해하다 놀라운 일이 발생한다.

"선생님, 알았어요! 저한테 강아지 털 알레르기가 있었나 봐요!"

실제로 진우 씨가 키우던 강아지가 자연사한 후 얼마 뒤부터 기침이 사라지기 시작했다. 결국 양방 병원에서 검사했던 알레르기 검사는 이 동물털 항원 반응을 제대로 잡아내지 못했고 그로 인해 이유를 모르고 이 병원 저 병원에서 그저 대증적 치료를 할 수밖에 없었던 것이다. 물론 이 알레르기 검사의 실패로 앞으로 다가올 천식이라는 '미병'도 제대로 발견하지 못했던 것이고.

걱정스러운 점은 이런 케이스들이 점점 늘고 있다는 것. 알 수 없는 이유로 갑자기 기침이 심해지다 결국 천식으로 넘어가는데 알레르기 항원검사를 하면 또 무언가 정확히 떨어지는 결과가 나오지 않는 것이다. 그 외 알레르기 검사 자체가 실제상황과 맞지 않는 경우도 많다. 심지어 최근엔 알레르기 비염이 치료되지 않고 오래돼 아예 알레르기 천식으로 발전하는 경우도 점점 많아지고 있다.

그런데도 최근 진우 씨 경우처럼 '이상 무' 결과 후에 이렇게 동물털 알레르기가 뒤늦게 증상으로만 나오는 경우 또, 평소 매우 깨끗한 위생 상태로 집을 꾸미고 살아도 느닷없이 집먼지 진드기 알레르기 반응이 나오는 경우들이 점점 많아지고 있다는 것은 분명 우려할 만한 상황이다.

그렇다고 어느새 한 가족이 된 동물들을 내보낼 수도 없고. 이래저래 복잡한 세상이다.

9 담배 태우셨지요?

또, 또다. 아니 이분이 정말…. 순간 속으로 화가 불쑥 올라온다. (그러나 릴렉스)

"왜 그러세요? 이젠 정말 그러시면 안 된다고요. 병을 고친다는 분이 또 그러시면 어떡합니까?"

멀리 안 보이는 곳에서도 아니고 꼭 진료실에 들어오기 직전 담배 한 대를 태우고 들어오시는 것이다. 이금선 씨. 벌써 40여 년의 흡연력을 자랑하시는(?) 이분은 얼마 전 천식으로 진단받고 당장 금연을 '명령'받은 상황이었다. 그런데 또 담배를 태우시는 것이다. 그러나 이분만이 아니다. 호흡기나 '폐 질환'으로 한의원을 찾아오는 환자들 상당수는 이미 양방에서 웬만한 검사와 치료를 진행해 보고도 무언가 만족스럽지 않아 찾아오는 분들이 많은데 대체로 한방의 체질 치료를 받으면 확연히 건강이 좋아지는 것이 느껴지다 보니 다시 담배를 태우는 것이다. (웃을 수도 울 수도 없는 말 그대로 웃픈 현실 ㅠㅠ)

그도 그럴 것이 체질에 맞게 약을 쓰고 치료를 받으면 폐나 기관지 등 그 아팠던 한 부분만 낫는 것이 아니라 몸 전체의 장부 기운이 좋아지면서 어딘가 이상한(?) 기분 좋음이 느껴지는데 이때야말로 이름하여 '근자감', 근거 없는 자신감이 막 솟구치는 것이다.

'아, 다 나았다. 이제 다 나았다!'

그러다 보니 멀리했던 담배를 다시 찾게 되는 아이러니가 생기기도 한다. 물론 그래서는 안 된다. 그나마 금연으로 약의 효능을 조금이라도 더 좋게 하고 몸의 건강도 다시 회복하고 있는 상황인데 또다시 옛 습성을 버리지 못해 재차 담배를 물게 되면 그때부터는 정말 치료가 힘들어진다. 하물며 이렇게 잠시라도 담배를 끊었던 분들이 다시 피는 것도 문제인데 치료 중 내내 담배를 태우고 있으면 어쩌란 말인가. 더 우려됐던 경우는 70대의 폐암 어르신. 이 어르신은 폐암 진단을 받고도 담배를 끊지 못해 결국 하루 한 개비씩의 담배를 꼬박꼬박 피우시곤 했다. 담배라는 것이 이렇게 끊기가 힘들다.

얼마 전 보고에 의하면 전 세계적으로 담배를 시작하는 평균 나이는 12세, 한 해 평균 담배로 인해 사망하는 사람의 숫자는 700만 명에 달한다고 한다. 담배 안에 들어 있는 유해 물질은 무려 4천여 종에 이르며 그 중독성 또한 만만치 않아 누군가는 마약보다 끊기 힘든 것이 담배라는 우스갯소리도 있을 정도다.

현재까지 우리나라 폐암 발생률은 전체 암 중 4위며 암 종별 사망률은 무려 전체 1위에 해당할 만큼 폐암의 사망률은 높다. 특히 폐암의 가장 중요한 위험인자는 흡연이어서 폐암의 발생

및 사망에 가장 높은 영향을 미치는 것도 이 '흡연'으로 알려져 있다. 그러나 이것만이 아니다. 보통 만성폐쇄성폐질환이나 결핵 등의 폐 질환을 앓고 있는 환자가 흡연을 지속할 시 폐암의 발생률은 더욱 증가한다는 것이 계속되는 학계의 보고다.

담배를 태운다는 것을 '끽연'이라고 한다. 이 '끽(喫)' 자는 마시다, 피우다라는 뜻도 있지만 '먹다'라는 뜻이 더 크게 들어 있는 글자다. 담배를 먹는다. 그리고 보면 사람들은 모두 자신이 좋아서 먹고 마시고 즐기는 바로 그것으로 인해 한편으로는 또 다른 자기의 고통을 만들어 내고 있는지도 모른다. 인생살이란 너무도 많은 아이러니로 가득 차 있는 참으로 묘한 것이다.

어쨌든 담배는 끊자. 특히 폐와 호흡기질환을 앓고 있는 이들이라면 주저 없이 바로 지금, 이 글을 읽는 바로 지금 끊어야 한다. 더 즐겁게 살 수 있는 인생을 눈앞의 담배 한 개비로 태워 버릴 수는 없는 일 아닌가.

肺惡惡聲 脾惡惡色 肝惡惡臭 腎惡惡味
惡聲 逆肺也 惡色 逆脾也 惡臭 逆肝也 惡味 逆腎也

폐오악성 비오악색 간오악취 신오악미
악성 역폐야 악색 역비야 악취 역간야 악미 역신야

chapter 3

소리 없이 다가와 천지를 흔들다, 폐암

폐는 나쁜 소리를 싫어한다. 비는 나쁜 색을 싫어한다. 간은 나쁜 냄새를 싫어한다. 신은 나쁜 맛을 싫어한다.
나쁜 소리는 폐에 거슬린다. 나쁜 색은 비에 거슬린다. 나쁜 냄새는 간에 거슬린다. 나쁜 맛은 신에 거슬린다.

(동의수세보원 성명론)

폐암 4기입니다

 폐암은 정말 무섭다. 일단 초기엔 어떤 증상도 없다가 갑자기 도둑처럼 다가와 순간 몸 전체의 건강을 뒤흔들어 버리니 그렇고 또 하나는, 그 예후가 너무 나쁘다는 것이다. 실제로 2015년 기준 전체 폐암 환자의 약 50~70%가 아예 수술이 불가능한 진행성 폐암으로 발견되고 이들의 5년 생존율은 겨우 6.1%에 그치고 있다. 다시 말해 진행성 폐암 환자 10명 중 단 한 명만이 5년 생존율을 보인다는 것이다. 2022년 현재도 5년 생존율에 큰 차이가 없다. 이렇게 무서운 상황에서도 폐암의 초기 전조증상은 아예 증상이 없거나 고작(?) 기침과 가래가 전부다. 그런데 또 어찌어찌 빠르게 발견된다고 하더라도 항암 방사선 치료가 너무 독하다 보니 오히려 병을 이길 체력의 상당 부분을 잃고 더 빠르게 사망에 이르는 경우도 있어 안타까운 일이 아닐 수 없다.

 제중한의원엔 이 폐암 환자들이 정말 많이 온다. 그 첫 번째 케이스는, 아예 양방 병원의 "조직검사를 해 봅시다"라는 소리에 놀라 뛰어오는 분들이다. 두려움 가득한 눈으로 "암인가요…?" 묻는 이분들은 혹시나 한의원에선 다른 결과가 나올 수 있을까 하는 실낱같은 기대로 진료실의 공기를 팽팽하게 당긴다.

두 번째 케이스는, 폐암 4기 진단을 받고 병원에서 다른 방법이 없다고 포기선언을 받은 분들이다. 이미 모든 것이 불가능해진 상황에서 마지막 희망 하나를 잡고 오는 것이다. 사실 이분들은 육체적 고통이 심한 상황에서도 누구보다 처방과 진료를 가장 잘 따라 주는 분들이기도 하다. 덕분에 상당히 오랜 시간 높은 생존율로 나름의 치료 효과를 얻는 환자들의 대다수는 이분들이다.

세 번째는, 폐암 수술을 안 하고 어떻게 치료해 볼 방법이 없을까 싶어 찾아오는 분들이다. 양방 병원에서는 수술을 권하는데 본인은 극구 수술이 두려운 것이다. 그러니 방법은 하나, '한방'으로 오시는 것이다. 물론 수술 후 양방과 한방을 겸하는 분들도 있지만 그 과정 자체가 너무 힘들어 그냥 한 가지만 하겠다는 것이다.

네 번째 케이스는, 가장 안타까운 경우로 실컷 항암 방사선 치료를 받다가 도저히 체력적으로 견딜 수 없어 한방 치료로 방향을 선회하는 분들이다. 그도 그럴 것이 방사선 치료는 기본적으로 사람의 기혈을 소진시키는 치료법으로 간혹 다른 기관에까지 피해를 줄 수 있어 정말 조심스럽게 선택하고 처치돼야 하는 치료법이기 때문이다. 개인적으로 아는 환자분 한 분은 방사선 치료 후 식도가 손상돼 결국 식사를 못 하고 지내다 돌아가신 일도 있다. 특히 방사선 치료는 각각의 체질별로 그 견디는 힘이 다르다 보니 보통 태음인들이 잘 이기는 편이고 다른 체질의 사람들은 상대적으로 견디는 힘이 약해 중도에 포기하고 그냥 돌아가시는 일이 허다하다는 것이 안타까운 부분이기도 하다.

　제중한의원을 찾는 폐암 환자 중 상당수가 바로 이 케이스에 포함되는데 보통 폐암 3기B 이상의 분들이다. 이분들은 몇 번의 항암치료를 이미 진행한 뒤이며 대체로 여러 번의 방사선 치료를 모두 경험하고 오는 분들이다. 물론 뒤늦게나마 이렇게 오는 분들의 예후는 상당히 좋은 편이다. 그것은 한방의 처방이 단순히 병변 한 부분에 집중하는 것이 아니라 몸 전체의 기운을 돋고 장부 전체의 조화를 중심으로 사고하는 치료법을 가졌기 때문이다. 반면에 1, 2기 초기의 환자들은 상대적으로 그 수가 적은 편인데 양의들의 한방에 대한 폄훼와 오해도 한몫을 하는 것 같고 무엇보다 1, 2기 초기 때는 양방의 치료로 충분히 회복이 가능하다는 나름의 기대들이 있어서일 것이다.

　이런 이유로 거의 3기B 이상 말기의 폐암 환자들을 주로 보게 되는데 고희를 훌쩍 넘기신 이기순 할머니도 그런 분이셨다. 소음인이었던 할머니는 항암치료의 과정 과정을 특히 더 힘들어하다 결국 양방 치료 자체를 거부해 버리고 한의원으로 달려오신 것이다. 다행히 치료는 잘 진행되었고 8체질침과 소음인에게 맞는 '관계부자이중탕'을 복용하고 난 뒤 답답하던 가

숨이 시원해졌다는 것을 첫 소감으로 말씀하셨다. 그 후 기침과 가래도 점차 줄어들면서 몇 년이 지난 지금까지 건강히 생존해 계신다. 물론 전화로 꼬박꼬박 당신의 건강 상태를 '자랑처럼' 알리시기도 한다.

늘 느끼지만 죽음을 넘나들던 환자들이 회복 후에 하는 말에는 어떤 생생한 물기 같은 것이 있다. 그냥 건조한 인사, 평범한 안부 전달, 그런 것이 아니고 새로운 세상을 만난 이들 특유의 달뜬 흥분 같은 그런 것. 다시 만져지는 삶은 그렇게 좋은 것이다.

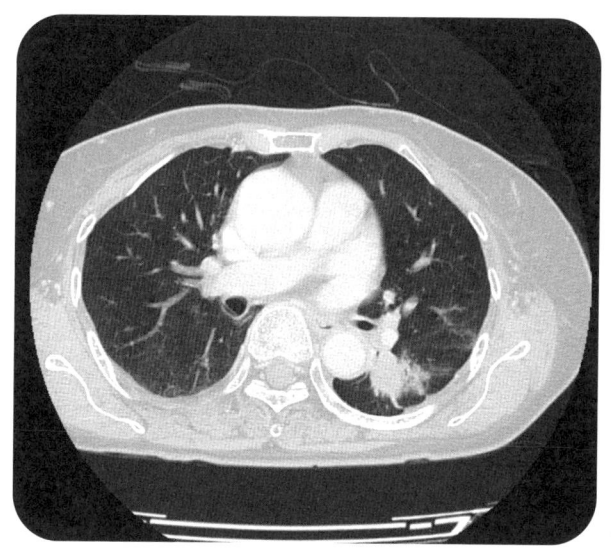

폐암 CT

2 뇌로 전이되었습니다

"요즘은 어떠세요?"

"괜찮아요. 아직 암이 좀 남아 있는 것 같은데 그래도 괜찮습니다. 그나저나 선생님, 처방 약 말고 공진단도 좀 먹고 싶어요. 괜찮겠지요?"

"아직은 암을 억제하는 체질 처방 한약을 더 드셔야 합니다."

2017년 당시 64세였던 남현수 씨는 비소세포폐암으로 진단된 후 곧이어 뇌로 전이되었다는 청천벽력 같은 소리를 들었다. 폐암도 힘들고 무서운데 이젠 뇌까지 암이 전이되었다니 곧 죽겠구나 싶었다고 한다.

실제로 폐암은 뇌와 뼈로의 전이율이 가장 높은 암으로 꼽힌다. 그 외도 림프절, 간, 부신 등으로의 전이율도 높은 편이다. 이렇게 특별히 전이율이 높은 암이다 보니 일단 폐암 진단을 받게 되면 다른 장기로의 전이가 있는지 확인하기 위해 머리 MRI부터 뼈 스캔을 우선 시행하게 된다.

폐암은 크게 나누면 비소세포암, 소세포암 등으로 구분되는데 특별히 비소세포암 중 '편평상피세포암'은 흡연이 가장 큰 원인으로, 암 조직이 기관지를 막으면서 폐렴이나 피가 섞인 기침을 하게 된다. 그나마 같은 비소세포암 중 '선암'과 달리 다른 장기로의 전이율은 높지 않은 편이다. 그런데 안타깝게도 남현수 씨는 뇌로 전이되면서 감마나이프 방사선 수술까지 받은 상태였다.

감마나이프 방사선 수술은 전이성 뇌종양의 일차적 치료 중 가장 흔히 사용되는 치료법으로 감마선이라는 방사선을 뇌의 병변에만 집중적으로 투사해 해당 부위의 종양을 없애는 것이다. 같은 항암 방사선 치료이면서도 굳이 '수술'이라는 단어를 쓰는 이유는 실제로 뇌를 열어 수술하는 것과 같은 효과를 얻을 수 있기 때문이지만 그만큼 정교하게 진행해야 하는 어려움도 있다는 의미다. 다만 이 치료법은 종양이 작을 때만 가능하다. 만약 종양의 크기가 너무 크면 사용할 수 없는 치료법이다. 다행히 남현수 씨의 뇌종양은 병변이 여러 개였지만 크기가 작아서 이 치료법을 쓸 수 있었다. 문제는 감마나이프 수술 후였다.

방사선의 부작용으로 다리가 부어오르기 시작한 것이다. 실제로 방사선 치료를 받는 환자들 경우 이렇게 다리부종이 잘 오게 되는데 심할 때는 임파선 부종으로 양쪽 팔다리의 두께가 달라지기도 한다. 당연히 생활의 불편이 있을 수밖에 없다.

더구나 소음인이었던 남현수 씨는 방사선 치료 자체를 매우 힘들어해 체력과 면역력이 심각하게 저하된 상태였다. 이 때문에 그에게는 몸의 체온을 조금 높일 수 있는 '인삼계지부자탕'이 처방되었다. 그 후 처방 약 외에 중간중간 경옥고 등의 보약도 함께 처방되면서 지금은 상당한 수준으로 건강을 회복했다. 물론 2017년 폐암 진단 이후 지금까지 건강하게 생존해 계신다.

유사한 케이스로 이렇게 폐암이 뇌로 전이돼 고생을 한 또 한 명의 환자가 있다. 83세였던 김중구 어르신. 이분 역시 소음인이었는데 병이 오기 전부터 이미 손발이 차가워지는 수족냉증으로 한참을 고생하시다 폐암 진단을 받았다. 실제로 소음인들은 평소 몸의 기운이 대체로 차가운 편으로 조금만 양기를 잃어도 금방 손발이 차가워질 수 있는데 이 상황이 오래 계속되면 큰 병을 얻을 가능성이 있다. 따라서 다른 어느 체질보다 몸을 따뜻하게 하는 것에 늘 신경을 써야 한다.

다만 이 김중구 어르신은 치료 도중 낙상사고로 골절 수술을 받다 병원 내 감염으로 돌아가셨다. 암이 뇌로 전이된 상태에서도 나름 병을 이기려 노력했고 또 힘든 항암치료도 너끈히 이겨 내던 분이 황망하게 낙상으로 생을 마감하신 것이다. 여러 환자와의 만남 중 가장 안타깝게 기억되는 케이스가 이분이다.

노인들의 항암치료가 특별히 어려운 부분이 이런 것이다. 노화로 기초체력이 약해진 상태에서 폐암이나 기타 암을 진단받게 되면 일단 외부활동 자체가 힘들어지기 때문이다. 더구나 어쩌다 외출할 때는 또 이런 낙상사고의 위험을 늘 안고 다녀야 하니 젊은이들과 달리 노인들의 투병은 이중 삼중의 어려운 고갯길을 넘고 또 넘는, 말 그대로 '고난의 행군'이 되는 것이다. 그래도 누구보다 삶에 대한 의지들은 강하셔서 복약 지시를 정말 잘 따르는 분들이 또 이 어르신들이기도 하다.

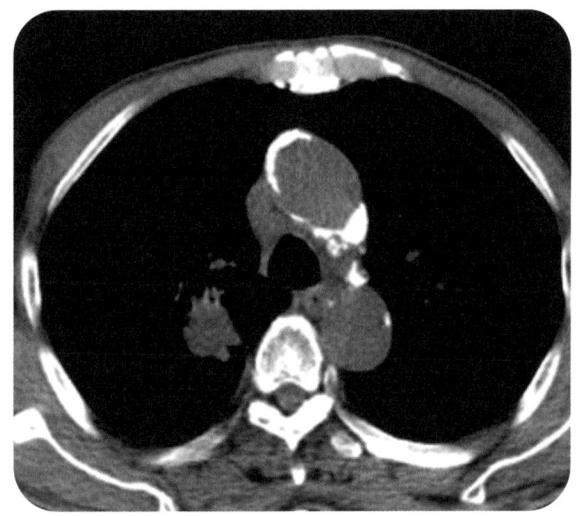

폐암 CT

어깨만 아팠는데…. 1기인데 왜?

　암 환자들이 자신의 정확한 병명을 얻는 데까지 걸리는 시간은 어느 정도일까? 앞서도 말했지만 '아직 병은 아니나 병이 될 수 있다'라는 한의학의 '미병' 개념이 없는 양방에서는 실제 병변이 드러나기 전까지는 모두 인접한 질환이나 고작 '신경성' 등으로 판단하는 경우가 많다. 덕분에 환자들은 분명 몸의 어딘가가 좋지 않다는 느낌을 가져도 또 병이 아니라니 한편으로 안심하며 생활하게 된다.

　그러나 '암'은 반드시 그 병변이 구체적으로 드러나기 전에 일종의 전조증상으로 계속해서 자신의 존재를 알리려 한다. 그 첫 번째 징후는 자꾸 특정한 어느 부위가 아프다는 것이다. 그런데 그 아픈 것이 하필이면 신경외과적 증상으로 오는 경우가 제법 많다. 일례로 중증의 위암 환자인데 뜬금없이 허리가 아픈 것이다. 심지어 어떤 환자는 동네 병원에서 정기적으로 건강검진을 받고 있었는데도 이 위암을 발견하지 못했다. 결국 근 8개월여의 시간을 신경외과 물리치료만 받다 치료 시기를 놓치고 급속히 위암 4기로 넘어가게 된다.

또 어느 식도암 환자는 처음 증상으로 어깨가 아프고 팔이 저렸다고 한다. 이 환자 역시 상당한 시간을 신경외과 물리치료실에서 보내다 뒤늦게 식도암 진단을 받으면서 더 힘든 치료 시간을 갖게 되었다.

제중한의원의 단골로 꽤 여러 날 인연을 가져 오던 이병철 씨도 마찬가지였다.

오랜 교직 생활을 마치고 이제 좀 자신의 시간을 가져 보려던 그는 갑자기 승모근을 중심으로 어깨통증을 느꼈다. 처음엔 뭘 무리를 했나 싶어 집에서 마사지도 하고 역시 신경외과에서 물리치료도 받으며 시간을 보냈다. 물론 대학병원에서 CT 촬영도 마쳤다. 그런데 결과는? 이상 없음. 아무 일이 없다는 것이다. 그렇게 며칠을 보내다 아무래도 기분이 이상했던 이병철 씨는 얼마 뒤 서울 더 큰 병원에서 폐암 1기 진단을 받는다. 문제는 그다음부터다. 마침 1기의 초기다 보니 무리 없이 수술이 진행될 것을 믿고 바로 수술에 들어간 것. 다행히 수술은 잘 마쳤다. 그러나 수술 후 얼마 뒤 그는 갑작스럽게 사망에 이른다. 사인은 폐렴.

폐암 수술을 잘 마치고 오래도록 생존할 수 있었던 그는 참으로 허망하게도 그렇게 떠났다.

지금의 추측이지만 이 케이스는 분명한 '병원 내 감염'으로 생각된다. 수술 직후 바로 폐렴 증상이 나오는 것은 병원 내 감염인 경우가 대부분이기 때문이다. 지금 생각해도 너무도 안타까운 상황이다. 돌이켜 보면 최초 부산에서의 진단이 제대로 이루어지고 꾸준히 한방 치료를 받았다면 지금도 건강히 살아 계셨을 것인데 말할 수 없이 아까운 죽음이다.

사실 폐암 환자들 경우 이렇게 수술 후 급작스럽게 사망에 이르거나 방사선 치료로 온몸의 기혈을 뺏기면서 서서히 돌아가시는 분들도 적지 않다. 더구나 앞서 밝혔듯이 폐암의 전이율은 다른 암들에 비해 월등히 높은 상태로 한번 전이가 되면 일종의 '전의(戰意)', 싸울 힘을 아예 잃는 분들이 가끔 보이기도 한다. 물론 완치로 안심하다 재발하는 경우는 더더욱 그렇다. 태음인 강영호 씨가 그랬다.

그는 태음인답게 처음엔 방사선 치료를 잘 견디고 이겨 내고 있었다. 그렇게 양방 치료를 받으며 이제 어느 정도 회복이 되자 보약을 한 첩 짓고 싶다고 방문을 했다. 그러나 진맥 후 임파선 종양이 의심되는 상황에 이르고 한약 처방을 하기도 전 사라진 줄 알았던 폐암이 다시 재발하게 되었다. 이때부터 강영호 씨는 갑자기 극심한 무력감과 식욕 저하에 시달린다. 이후 2차 항암 방사선 치료를 중도 포기하고 시름시름 앓다 그대로 돌아가셨다.

강영호 씨의 케이스가 특별히 기억에 남는 것은 그가 태음인이었기 때문이다. 폐암은 물론 어떤 중증의 큰 병을 치르더라도 잘 참고 이기는 사람들은 대체로 태음인이다. 태음인은 성격상으로도 인내하고 견디는 힘이 강한 것에 더해 체질적 특성상 기본적으로 체력 자체가 좋은 편에 속하기에 그렇다. 그래서 아무리 독한 방사선 치료를 받더라도 사상체질 전체 중 가장 잘 이겨 내는 이들도 역시 태음인이다. 그런 태음인 강영호 씨가 순간의 절망으로 식사를 못 할 만큼 무력감에 빠졌다는 것은 제아무리 태음인이라도 폐암의 재발과 전이가 얼마나 큰 두려움과 스트레스를 주는지 알게 하는 대목이다.

4. 간유리음영(GGO), 폐결절

최근 몇 년 미디어의 건강 관련 정보에서 가장 많이 듣는 단어가 있다. '간유리음영'. 도대체 무슨 말인지는 모르겠지만 폐암을 설명할 때마다 꼭 나오는 단어가 이 '간유리음영'이다. 이게 뭘까?

'간유리음영'이라는 것은 단어 그 자체로, '유리를 갈아 놓은 것 같은 희미하고 뿌연 그림자'라는 말이다. 10여 년 전부터 서서히 이 말이 인구(人口)에 회자되기 시작했는데 사실 그전에는 있어도 설명되지 못했거나 단순한 폐결핵 등의 반흔화(흔적, 흉터) 정도로 취급되기도 했다. 그러던 것이 최근 들어 상당한 숫자로 발견되고, 진단되고 있는데 그 이유는 사실 정기검진의 대중화, 확산과 관련이 깊다. 일정 시간을 두고 정기적으로 건강검진을 받는 사람들이 많아지면서 몇 년 주기로 꾸준히 폐 CT를 찍는 사람들이 늘어난 것이다.

물론 영상의학의 눈부신 발전도 빼놓을 수 없다. 해마다 새로운 기기와 더 정교한 촬영 방법들이 도입되면서 드디어 사람들은 자기 몸의 100% 스캐닝을 향해 나아갈 수 있게 되었으니 말이다. 그러다 보니 간혹 숨어 있는 또는, 쉽게 발견되지 않던 1mm 이하 단위의 희뿌연 '무엇'까지 관찰할 수 있게 되었고 그것의 성장을 예의주시할 수 있게 된 것이다. 그 덕분에 '간유리음영'은 예전에는 놓쳤던 '폐결절', '폐암'과의 관련성을 따지는 매우 중요한 지표가 되고 있기도 하다.

다만 '간유리음영'은 어떤 진단명이라기보단 순수하게 영상 소견이라고 보는 것이 맞다. 일종의 영상판독 '의견' 그 자체이기 때문이다. 더욱이 '간유리음영'을 보인 모든 환자가 폐암으로 진행하는 것도 아니다. 그중 절반 정도는 폐나 기관지 내 염증, 오래전 겪은 결핵 또는 최근 코로나(COVID-19)를 앓고 난 뒤의 흔적 같은 것일 수도 있다. 때문에 '간유리음영'은 한 번의 관찰로 바로 폐암 등을 진단하는 것이 아니고 경우에 따라서는 10년 넘게 추적관찰이 필요할 때도 있다. 문제는 '희뿌옇게 유리를 갈아 놓은 듯한 그림자' 안에 들어 있는 단단하게 뭉쳐진 듯한 저 고형의 크기다. 폐결절.

'폐결절'은 폐 내부에 생긴 지름 3cm 이하의 작고 둥근 병변인데 이게 '간유리음영' 안에서 관찰될 때, 그때는 폐암으로의 진행 여부를 매우 심각히 고민해야 한다. 또 간유리음영이 모두 폐암으로 진행되는 것은 아니라 해도 음영의 진한 정도, 음영의 크기가 커지는 정도에 따라 폐암의 위험도도 높아지는 만큼 주의 깊게 관찰할 필요가 있다.

진료실을 찾은 안영구 씨도 이 간유리음영으로 꽤 여러 번

폐 CT를 찍고 불안해하던 분이었다. 검사 결과 무려 6개의 간유리음영이 발견된 그는 특히 10여 년 전 먼지가 많은 환경에서 일했던 경험 때문에 폐암에 대한 걱정이 누구보다 많았는데 덜컥 간유리음영이 이렇게 많다는 것이 관찰된 것이다. 더구나 평소 기관지도 약해서 기침 가래를 달고 살았고 조금만 계단을 올라도 숨이 차고 목이 타는 듯한 느낌에 운동조차 편안히 할 수 없는 상황이었다. 여기에 피가 섞인 가래까지 올라오고 있으니 누구보다 폐암에 대한 공포가 컸다.

그래서 선택한 것은 '황기계지부자탕'. 일단 소음인인 그의 걱정을 덜어 주기 위해 몸의 기운을 올리며 치료를 시작한 것이다. 이후 '반하'를 추가한 탕약을 처방하자 가래와 기침도 서서히 줄어들기 시작했다. 그런데 정말 큰 변화는 평소 얼음처럼 차가웠던 오른손이 따뜻해지기 시작한 것이다.

늘 느끼는 것이지만 한방의 치료는 바로 이런 면에서 놀라움을 준다. 양방의 치료가 하나를 치료하면 꼭 다른 하나가 망가지는 또는, 고통을 겪는 일종의 '없애기 치료(滅)'라면, 한방의 치료는 '살리기 치료' 곧, 활(活)의 치료법이라는 것이다. 사실 염증을 없애기 위해 항생제를 먹으면 장이 불편해지고, 빠른 치료를 위해 스테로이드제를 쓰면 꼭 다른 어느 곳이 탈이 나게 된다. 그러나 한방, 특히 사상체질의학은 그렇지 않다. 소음인 안영구 씨의 경우처럼 폐를 위한 약을 사용하면 폐와 기관지의 공기 흐름이 좋아지면서 혈액순환이 원활해지는 효과까지를 얻게 되는 것이다. 덕분에 몸의 기운이 따뜻하게 오르며 차갑던 손발이 따뜻해지는 '선물' 같은 경험을 하게 된다.

실제로 사상체질의 한약들은 인간의 오장육부가 어떻게 서로 연결돼 있고 서로 관여하는가에 관심이 깊다. 덕분에 폐를 치료하기 위한 약을 먹었을 뿐인데 폐만이 아니라 간, 심장, 췌장, 콩팥까지 덩달아 좋아지는 효과를 얻을 수 있는 것이다.

2021년 초 처음 내원한 뒤 그렇게 1년여의 치료를 마치고 다음 해 4월.

아침부터 진료실의 전화기가 불이 났다.

"선생님, 줄어들었어요. 몇 개 없어졌어요. 크기도 많이 줄었대요. 오! 선생님, 정말 한약이 이게 되는군요. 오!"

시쳇말로 '급흥분'이란 말은 이럴 때 쓰는 말이다. 그는 놀라움과 기쁨으로 아침부터 오~! 오!를 연발하며 반쯤은 울고 있었다. 다행이다. 그러나 한편으로는 당연한 것이다. 인체의 오장육부를 모두 두루 살피며 처방하는 사상체질의학이지 않은가 말이다.

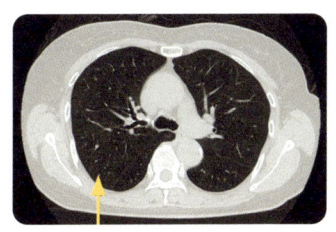

폐결절 CT

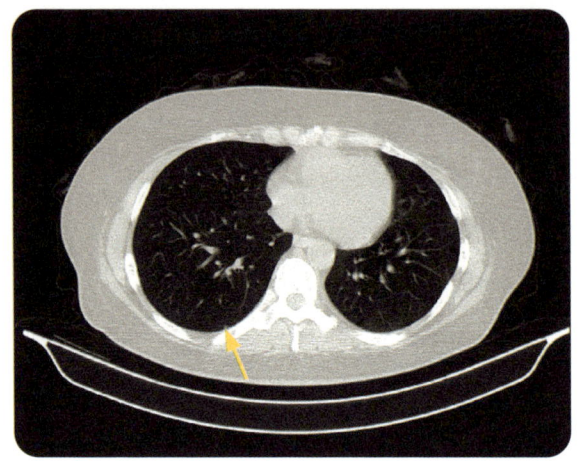
폐결절 CT

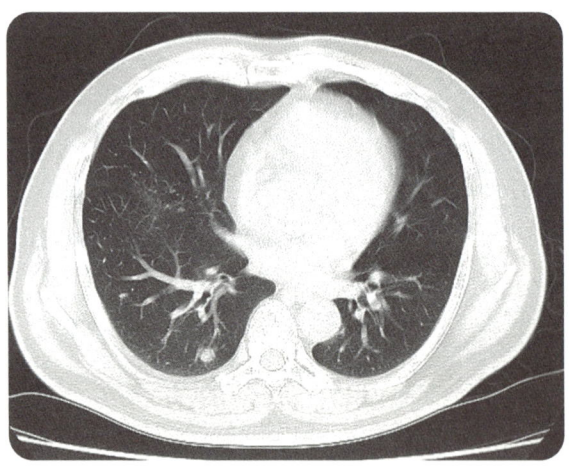
간유리음영 CT

5 폐에 고름이 찼어요. 폐농양 환자 이야기

 "아니, 왜 이렇게 등이 아프지요? 폐가 안 좋은데 왜 등이 아플까요?" 진료실 의자에 앉자마자 김해진 씨의 고통이 속사포처럼 쏟아져 나온다. 보름 전부터 담이 결리나 싶을 만큼 등 쪽 통증이 심해져 병원에 가 검사를 하니 '폐농양'이란다. 폐에 고름이 차 있다는 얘기다. 특히 기침, 가래가 너무 심하고 항생제 치료도 소용이 없어서 아무래도 큰 병원으로 옮겨 수술을 받는 것이 좋을 것 같다는 1차 진료 기관의 조언까지 얻은 뒤라 걱정이 이만저만이 아니었다. 심지어 좋아하던 볼링은커녕 직장 생활마저 쉽지 않아 휴직까지 신청해 놓은 상태였다.

 '폐농양'은 폐에 염증이 생겨 주변 조직이 감염된 상태를 말한다. 이때 폐 조직 세포가 죽고 폐 안에 구멍이 뚫리는데 여기에 주머니처럼 고름이 차오르는 것이다. 이 폐농양은 보통 폐렴의 합병증으로 생기거나 의식이 없는 사람이 호흡할 때 감염된 물질을 흡입해 생기기도 한다. 또 생활환경이 좋지 않아 구강 내 위생까지 신경 쓸 수 없을 때도 폐농양이 생길 수 있다. 이 병에 걸리면 일단 열이 나고 기침이 심해지면서 마치 고름

같은 화농성 가래가 나오기 시작한다. 체중도 감소하고 김해진 씨처럼 등으로 통증이 오기도 한다.

양방에서의 폐농양 치료는 사실 항생제 치료가 제일 먼저 시작된다. 그것도 3주에서 6주까지 꽤 긴 기간 항생제를 사용하게 되는데 만약 그래도 낫지 않으면 살짝 피부를 절개해 농을 빼내는 시술을 하게 된다. 그래도 낫지 않으면 간혹 수술적 절제술에 들어갈 수도 있다.

물론 한방에서는 침과 약으로 치료한다. 다만 현재 상태가 어떤지 정확히 알아야 했기에 일단 진료소견서를 가져오도록 부탁했다. 그런데 한의원에서 이렇게 진료소견서를 가져오라는 주문이 조금 신선(?)했는지 김해진 씨는 몇 번에 걸쳐 이 부분을 강조해 말하곤 했다.

"선생님, 소견서를 가져오라는 한의원은 처음 봅니다. 제가 선생님을 신뢰하게 된 첫 계기가 그 소견서였습니다."

어쩌면 당연할 수도 있는데 진료소견서 하나에 이렇게 신뢰와 불신의 갈림길이 만들어진다는 것은 그동안 대중들의 한의학에 대한 오해가 얼마나 큰가를 알 수 있는 대목이기도 하다. 다른 측면에선 현대의학이 발전하는 동안 지나치게 양방으로의 쏠림이 강했다는 것일 수도 있고 또 한편으로는, 양방과의 협진, 양방에 대한 고른 이해를 함께 갖추려 노력하지 못한 한의학계의 문제일 수도 있다.

그날 이후 김해진 씨는 8체질침 치료와 소음인에게 맞는 '인삼계지부자탕'을 함께 복용하게 되었다. (이 약재 중 특히 '부자'는 많은 이들이 위험한 약재로 알고 있으나 사실 소음인의 '암' 등 중증의 염증성 질환에 사용하면 실로 '사람을 살릴 수 있는' 귀한 약재 중 하나다.)

그렇게 침 치료 9일, 한약 복용 10일에 이르자 우선 등 통증이 사라지고 기침과 가래도 멈췄다. 이후 병원에 가서 다시 검사를 하는데.

"어, 없어졌네요?" "어디 다른 병원에서 치료를 하신 건가요?"

해당 병원에선 신기한 일이라며 눈을 끔벅이더란다. 그도 그럴 것이 항생제로도 안 되고 외부에서 농을 빼낸 적도 없는데 (무려!) 폐농양이 침과 한약으로만 사라졌으니 말이다.

그때부터 김해진 씨는 자칭 제중한의원 홍보대사다. 그의 모토는 단 하나.

"이 복된 소식을 널리 알려야 합니다~~"라는데.

다시 출근하며 신나게 볼링을 즐길 그의 모습이 상상만으로도 즐겁다.

그러나 폐농양으로 고생하다 이렇게 사상체질 처방을 받고 편안한 일상을 찾게 된 분들은 생각보다 많다. 특히 폐농양의 주원인 중 하나가 폐렴 후유증이다 보니 상당히 많은 환자들이 폐농양을 경험하고 한의원을 찾는다. 앞서 김해진 씨와 비슷한 케이스였던 한현호 씨도 폐농양으로 상당 기간 고생을 했던 환자였다. 그는 아예 항생제로 아무 효과를 얻지 못해 당장 수술

외엔 답이 없을 만큼 힘든 상황이었다. 결국 주변의 소개로 체질 한약을 찾아 이리저리 정보를 구하다 찾아온 것이다.

역시 등이 아팠던 그의 복약 기간은 약 한 달 정도였다. 이후 등의 작열감이 사라지고 통증도 멎었다. 양약으로 한참을 치료 받고도 아무 효능이 없다가 이렇게 즉각적인 효과를 얻자 한현호 씨 역시 매우 놀라워했다. 사상체질의학이 놀라운 점은 바로 이런 것이다. 정확히 환자의 체질만 진단되면 생각보다 빠르게 병의 근본 원인 자체를 다스리고 쾌유의 길을 열 수 있다는 것이다. 그뿐만 아니라 앞서 강조한 것처럼 '체질 한약'은 개별 기관과 장부 그것 하나만 치료하는 것이 아니고 주변 장부 모두에 긍정적 영향을 미치면서 말 그대로 '몸이 좋아졌다'라는 느낌과 결과를 얻을 수 있다는 것이 또한 큰 장점이다. 현업에 있는 사람으로서 하는 말이 아니라 정말로 귀하고 감사한 것이 '사상체질의학'이다.

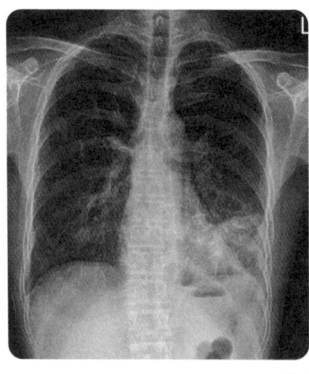
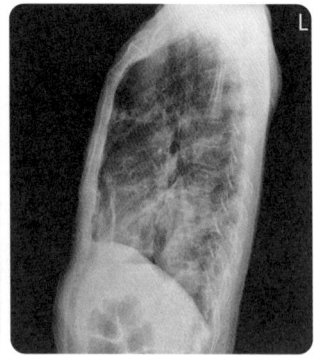

폐농양

6. 뇌옥(牢獄)의 폐섬유증에서 건강의 강녕(康寧)까지

'폐섬유증'은 폐가 딱딱해지는 것이다. 몸 안의 무언가가 기능을 하지 못하고 딱딱해지고 있다는 것을 상상해 보자. 그 자체만으로 숨이 가빠지는 느낌일 것이다. 그런데 폐섬유증은 실제로 그렇다. 몸 안에 산소를 공급하고 이산화탄소를 배출하는 과정이 호흡인데 그 전 과정을 주관하는 폐가 딱딱해져서 정말로 호흡곤란이 오고 기침과 가래를 달고 살게 되는 것이다. 특히 폐섬유증의 대부분을 차지하는 '특발성 폐섬유증(IPF)'은 폐에 벌집 모양의 구멍이 생기면서 딱딱하게 굳어 가는 것으로 제대로 기능할 수 있는 폐의 용적 자체가 감소하는 것이다.

원인은 안타깝게도 아직 정확하게 무엇이라고 밝혀진 것이 없다. 다만 대체로 흡연, 고령, 금속이나 목재의 먼지에 많이 접촉했을 때, 유해 공기, 자가면역질환 등이 꼽히고 있을 뿐이다. 특히 몇 년 전에는 가습기살균제 피해자들의 상당수가 이 '폐 섬유화' 증상을 보였고 또 코로나에 감염된 뒤 폐 섬유화 증세를 보이는 환자들도 나타나고 있다. 그 외 가족력도 일부 작용해 자가면역질환에 의해 병발하는 경우들도 있는 것으로 보인다.

 폐섬유증은 처음에는 마치 감기처럼 온다. 그냥 가볍게 기침이 나고 가래가 나오는데 이때 가래의 색깔이 다른 폐 질환과 달리 하얀색을 띠게 돼 환자들의 경계심도 조금 덜한 편이다. 보통 대부분의 심각한 폐 질환의 경우 가래에 피가 섞이거나 또는, 누런 고름처럼 화농 상태의 가래가 올라와 환자들이 그만큼 사태의 심각성을 좀 더 빨리 느끼는데 이 폐섬유증의 가래는 그냥 평범한 듯한 흰색의 가래가 올라오다 보니 그저 감기려니, 폐렴인가? 정도의 체감으로 그치게 된다는 것. 그러나 감기나 폐렴은 아무리 길어도 1개월을 넘지 않는다. 따라서 몇 달에 걸쳐 기침과 이런 흰색의 가래가 올라오고 숨이 차면 그 즉시 검사를 받아야 한다. 폐섬유증은 심해지면 오히려 가래는 별로 없이 마른 기침과 숨참, 체중감소가 나타나기도 한다.

 2018년 여름 어르신 한 분이 찾아오셨다. 한 달 전 대학병원에서 폐섬유증 진단을 받은 뒤 약을 먹어도 계속 숨이 차고 마른기침이 이어지더니 체중마저 급격히 줄어 덜컥 겁이 나 찾아오신 것이다. 길정순 할머니. 할머니는 한 달 새 무려 5kg의 체중이 감소하는 일이 살다 처음이라며 너무 놀라워하셨다. 더구나 불면증으로 신경과 약까지 복용하면서 몸의 여러 부분이 기혈을 많이 소진한 상태였다.

 사실 이 폐섬유화증은 폐암 다음으로 사망률이 높은 질병이다. 그 이유는 완치를 위한 치료제가 없기 때문이다. 그러다 보니 양방에서 하는 최선의 치료는 폐가 굳어지는 섬유화 진행을 가능한 늦추는 것 외에 방법이 없다. 실제로 폐섬유화증에 처방되는 양약은 피르페니돈(pirfenidone)과 닌테다닙(nintedanib) 등의 항섬유화제가 다인데 이런 약재들은 부작용도 심해서 소화 장애와 설사가 빈번하고 그마저도 남은 생 내내 장기적으로 복용해야 한다는 문제가 있다.

그러다 보니 체질적으로 소화 기능이 약한 소음인들이 폐섬유화증 약을 먹게 되면 다른 체질보다 너 힘들어하고 이렇게 급격히 체중이 줄어드는 일이 발생하는 것이다. 그런데 이 힘든 과정을 거치면서도 폐섬유화증은 진단 후 5년 내 생존율이 불과 40%에 불과하다. 특히 호흡곤란이 심한 상태에서 진단된 환자의 절반 정도가 평균 3년 안에 사망한다는 것이 최근까지 학계의 보고다. 폐섬유화증은 그래서 암만큼 무서운 병이다.

그러나 방법은 있다. 한의학, 특히 사상체질의학에 그 해답이 있다고 감히 말하고 싶다. 위 길정순 할머니는 실제로 사상체질의학이 어떻게 그 무서운 폐섬유화증을 치료할 수 있는지 알려 주는 산증인이다. 2018년 여름 처음 진단 후 체질 처방을 받은 할머니는 꼬박 3개월의 복약으로 증상의 상당 부분이 사라졌다. 그 후 2019년부터 2022년 현재까지 매년 여름 3개월씩 정기적으로 약을 복용하고 계신다. 더구나 꼼꼼하고 걱정 많은 소음인답게 혹시 한약으로 간 수치가 오를까 싶어 꼬박꼬박 양방 병원에서 혈액검사를 겸하고 있는데 당연히(!) 안정적인 수치를 잘 유지하고 계신다.

"선생님, 저는 선생님만 믿습니다. 선생님만 계시면 저는 아무 걱정이 없습니다. 내 죽을 때까지 선생님만 믿고 선생님 약만 먹을 겁니다."

그러고 보니 할머니가 폐섬유화증을 진단받은 지 햇수로 벌써 5년을 지나고 있다. 그리고 올해도 할머니는 건강한 모습으로 약을 처방받아 가셨다.

이제마 선생은 '동의수세보원사상초본권'에서 인간의 건강상태를 모두 8단계로 나누어 놓았다. 신선, 청랑, 쾌경, 강녕, 외감, 내상, 뇌옥, 위경.

이 중 앞의 4단계는 건강한 상태, 뒤의 4단계는 건강하지 않은 단계 등으로 분류되는데 쉽게 풀어, '신선'은 정신적 육체적으로 너무나 건강한 상태, '청랑'은 정신이 깨끗하고 맑은 상태(몸과 정신이 모두 건강한 상태), '쾌경'은 몸이 가볍고 날랜 상태, '강녕'은 병이 없는 상태 등으로 설명된다. 특히 '강녕'은 우리가 보통 '건강하다'라고 말하는 상태로 '건강의 최소조건을 충족한 상태'라고 보면 된다.

이때 '신선'에서 '쾌경'까지의 건강한 3단계는 본인 체질에 맞는 섭생과 생활방식, 그리고 마음수련만 잘한다면 따로 보약을 먹지 않아도 큰 걱정은 없는 상태를 말한다.

반면 건강하지 않은 상태의 첫째와 두 번째 단계인 '외감, 내상'은 어떤 질병이 있는 상태, 중병으로 들어가는 단계이며, 3번째 '뇌옥'은 암의 1~3기 정도의 단계로 보면 된다. 마지막 '위경'은 곧 죽음을 맞이할(위독한) 단계로 사실 한약을 써도 이 단계를 바꾸는 것은 매우 어렵다. 그러나 이 '위경'을 제외하고 '뇌옥'을 '내상'으로, '내상'을 '외감'으로, 각각의 단계를 좀 더 건강한 상태로 옮겨 가는 것은 충분히 가능하다.

그리고 그 증인은 역시 길정순 할머니다. 처음 폐섬유화증으로 진단받았을 당시 할머니의 건깅 상대는 말 그대로 '뇌옥' 상태였다. 폐섬유화증 자체가 워낙에 예후가 좋지 않고 생존율도 너무 낮았기 때문이다. 그러나 그 위기의 순간을 '승양익기부자탕'으로 넘기고 이어 '승양익기탕' 그리고 다시 '8물군자탕'으로 넘어오면서 할머니의 2022년 현재의 건강 상태는 '강녕' 수준에 이르렀다. 덕분에 오늘도 그렇게 '감사함' 하나가 더 쌓이게 되었다.

蓋 古之醫師 不知心之愛惡所欲 喜怒哀樂 偏着者 爲病而
但知 脾胃水穀 風寒暑濕 觸犯者 爲病故

개 고지의사 부지심지애오소욕 희노애락 편착자 위병이
단지 비위수곡 풍한서습 촉범자 위병고

chapter 4

건강한 엄마, 더 건강한 아이

과거의 의사는 마음의 사랑, 미움, 원하는 것, 기쁨, 화냄, 슬픔, 즐거움이 지나 침이 병이 됨을 알지 못하고 단지 비 위장의 음식과 풍한서습의 외사(外邪)의 침 범으로만 병이 됨을 알았다.

〈동의수세보원 의원론〉

1 우리 며느리 아기 좀 보게 해 주세요

"저기…. 환자를 꼭 봐야만 하나요? 이건 안 될까요?"

꽤 오래도록 연을 맺어 오신 어르신 한 분이 아침 일찍 사진 한 장을 보여 주신다. 흰 피부에 단아한 모습이 그냥 봐도 '나는 소음인입니다'를 웅변하고 있는 사진이다. 그러나 이걸로는 부족해 몇 장의 사진을 더 요구했다. 눈앞에서 보고 직접 진맥을 해 보지 않는 한 체질을 완전히 장담할 수 없어 일단 몇 장을 더 부탁드린 것이다. 물론 더 정확한 체질 진단을 위해서는 진맥과 부분적으로 오링테스트도 진행해야 하나 다행히 소음인은 외형적 특성만으로도 어느 정도 판별이 가능해 사진과 전화를 통한 문진만으로도 크게 문제가 되지는 않는다.

"그런데 어떤…?"

"우리 며느리인데 애를 못 낳고 있어요. 선생님. 결혼하고 벌써 4년인데 애가 안 들어서면 그럼 포기해야 하나요? 아예 안 되는 건가요?"

모든 어머니가 마찬가지겠지만 자식이 결혼하면 제일 먼저 바라는 것이 손주를 안아 보는 일일 것이다. 물론 요즘이야 아이 없이 두 부부만 사는 '딩크족(Double Income No Kids, DINK)'이 대세가 될 만큼 의도적으로 아기를 갖지 않고 사는 부부들도 있지만 이렇게 간절히 아기를 원하는 가정도 의외로 많다. 특히 산부인과와 비뇨기과를 모두 다녀와 각종 검사를 하고 난 뒤 '아무 문제가 없습니다' 소리를 들었는데도 아기가 생기지 않으면 그 고민과 고통은 이루 말할 수 없다. 그런데 이 댁은 어려움이 하나 더 있었다. 이 댁 며느리는 일본에 사는 일본인이었다.

  물론 한국인이든 일본인이든 체질 진단에 있어 큰 차이가 있는 것은 아니나 일단 간단한 문진이라도 진행해 봐야 하는데 그것조차 쉽지 않은 것이다. 결국 어찌어찌 시어머님이 주시는 정보와 몇 장의 사진 그리고, 어렵게 전화 통화를 통한 문진 후 (코로나 기간 원격진료 의료법이 허용된 덕분에) 일단 소음인인 것을 확신하고 약을 지어 보냈다. 무엇보다 소음인들은 몸 전체가 차다 보니 자궁도 차가운 이들이 많다. 그래서 선택한 것이 '부자'를 넣은 '승양익기부자탕'이었다. 약재 중 '부자' 하면 조선 시대 임금이 내리는 사약의 제재로만 알고 있는데 사실 '부자'는 몸이 차고 기력이 약한 소음인들의 몸을 따뜻하게 올리는 데 가장 좋은 약재다. 특히 알려진 것처럼 그렇게 독한 약재도 아니다. 마침 제중한의원은 이 부자추출물을 활용해 다양한 불임과 난임 케이스들 그리고 폐암에 응용해 보는 연구를 진행하고 있기도 하다.

특별히 이 댁 며느리에게 '승양익기부자탕'을 쓴 이유는 단순한 기혈부족을 넘어 상당히 건강이 안 좋은 상태를 확인했기 때문이었다. 소음인 난임이 오래되지 않은 경우 보통 기혈부족에 쓰는 약인 '8물군자탕' 정도로 충분하긴 하나 기허(氣虛)를 넘어 '양허(陽虛)' 상태를 말하는 '망양증(亡陽症)'이 보이면 좀 더 강한 '승양익기부자탕'을 써야 더욱 빠르게 몸의 기운을 올릴 수 있다.

사실 이 '망양증'은 이제마 선생의 '동의수세보원' 〈소음인 신수열표열병론(少陰人腎受熱表熱病論)〉에서 자세히 다루고 있는데 보통 몸의 양기가 모두 쇠잔해 빠져나가며 식은땀이 줄줄 흐르고 사지가 얼음처럼 싸늘하게 식는 상태를 말한다. 이 상태가 되면 정신이 혼미해지고 숨이 차며 얼굴도 창백해지면서 곧 맥이 끊어질 것 같은 위급함을 이미 온몸으로 보여 주고 있는 상태기도 하다.

'이제마 평전(김종덕 외)'에 의하면, 이제마 선생은 아내가 출산 후 몸을 제대로 추스르지 못한 상태에서 여름내 할머니의 상을 치르다 결국 이 망양증으로 사망하는 일을 겪으며 이 병을 더 주의 깊게 보게 되었다고 한다. 덕분에 장중경의 '상한론'에 나와 있는 '계지탕'에 특별히 부자를 넣어 빠르게 이 망양증을 해결하는 방법을 찾아낸 것이다. 이 어르신의 일본인 며느리도 바로 이런 망양증 상태를 겪고 있었고 그것으로 인해 더 임신이 어려웠다. 사실 단순한 기혈부족만으로 난임이 되지는 않기 때문이다.

어쨌든 '승양익기부자탕'의 효험은 대단했다. 약을 복용한 지 3개월째 되던 날 아침부터 어르신이 뛰어 들어왔다.

"아이고 선생님, 선생님 고맙습니다. 울 애기가 애기를 가졌네요. 고맙습니다. 아이고 이 은혜를 어떻게 갚을까. 고맙습니다."

애기가 애기를 가졌다. 당신의 며느리들을 이렇게 '애기'라 부르는 문화는 한민족이 유일할 것이다. 그러고 보면 아무리 고부갈등이 심하고 어렵더라도 며느리를 '애기'라 부르는 그 마음이 이어지는 한 어떤 고부간의 어려움도 너끈히 해결될 수 있지 않을까 잠시 그런 생각도 든다.

어르신은 그 후 대를 이을 손자가 생겼다며 과일 한 바구니를 가져오시더니 또 얼마 뒤엔 '우리 손자가 돌을 맞았다'라며 두 손 가득 과일 선물을 다시 안고 오셨다. 물론 안타깝게도 코로나로 인해 그 귀한 손자를 안아 볼 시기는 뒤로 좀 미뤄졌지만 말이다.

어쨌든 덕분에 한의원엔 느닷없는 과일 파티가 열렸고 그날 오후엔 그렇게 오고 가는 '마음'을 맛있게 먹었다.

2 턱에 난 이 발진이 자궁과 관련 있다고요?

사람의 몸은 너무도 신기해서 내부 장기의 어느 부분에 문제가 생기면 일단 몸의 표면에 그 전조증상들을 보여 주기 시작한다. 특별히 몸의 어디가 아픈 것도 아닌데 갑자기 손톱의 모양이 달라진다든지 유난히 머리카락이 잘 빠진다든지, 이유 없이 몸이 가렵다든지 별별 증상이 다 올라온다. 문제는 이렇게 체표(體表)의 가벼운 변화에는 사람들이 크게 신경을 안 쓴다는 것이다. 뭐가 좀 생겼네? 그냥 가렵네? 정도로 그치고 마는 것이다. 그러나 우리의 몸은 놀랍도록 모든 기관과 장부가 연결돼 있어 작은 변화 하나라도 절대 그냥 생기는 것이 아니다.

피부병도 마찬가지다. 봄철 꽃가루나 화장품을 잘못 써서 울긋불긋 피부에 이상이 생기기도 하지만 생각보다 큰 이유로 피부병이 생길 수도 있다.

35세 나민정 씨의 경우가 그랬다. 늦은 결혼으로 빨리 아기를 갖고 싶었던 민정 씨는 남편도 나이가 좀 있는 상황이라 우선 보약이라도 먹어 보자는 심정으로 한의원을 찾아왔다. 그런데 화장했는데도 도드라질 만큼 얼굴과 턱에 여드름 같은 발진이 도돌도돌 나 있는 것이 심상치 않다. 맥을 짚어 보니 역시나 자궁이 안 좋다.

턱에 여드름이나 뾰루지가 났다고 자궁이 안 좋다? 이 소리를 들으면 대부분 사람은 설마 하며 고개를 갸웃하겠지만 사실이다. 사춘기가 한참 지난 후에 느닷없이 턱 주위로 여드름과 같은 발진이 올라온다면 그것은 십중팔구 자궁 주변의 혈액이 부족하고 순환이 원활치 않은 것이다. 실제로 자궁 기능을 주관하는 임맥과 신장의 경락은 턱까지 연결돼 있어 자궁이 약해지면 제일 먼저 턱에 발진이 올라온다. 특히 이럴 땐 자궁에 어혈이 뭉쳐 있을 수도 있어 자세히 검사를 받아 보는 것이 좋다. 이때 유념해서 봐야 할 것은 단순한 생리통, 생리불순을 넘어 난소 낭종이나 자궁근종이 의심될 수도 있다는 것이다.

자궁이 차고 혈액순환이 원활하지 않을 때 발생하는 자궁근종은 말 그대로 자궁에 혹이 생기는 것으로 최근 보고에 의하면 35세 이상 여성 2명 중 1명, 가임기 여성의 절반쯤에서 나타나고 있다. 이외도 턱과 입 주변에 이런 여드름 같은 뾰루지가 너무 자주 생긴다 싶을 때는 드물지만 '다낭성 난소 증후군'을 의심해 볼 수도 있다. 물론 가볍게 생리 주기가 바뀌기만 해도 뾰루지가 생길 수는 있다. 그래도 무조건 피부과만 찾지 말고 산부인과나 한의원을 찾아 전체적으로 자궁 건강을 한번 체크해 볼 필요가 있다는 말이다.

"잘 왔어요. 잘 오셨습니다."

민정 씨의 얼굴을 보며 던진 첫마디가 이 환영의 인사였던 이유도 턱 밑의 바로 이 발진, 뾰루지 때문이었다. 더구나 민정 씨는 소양인의 '비대신소' 체질을 가져 비위 기능은 나쁘지 않으나 상대적으로 신장이 약한 타입이었다. 한의학에서 이 신장은 단순히 배출하는 콩팥 기능만을 말하는 것이 아니고 사람의 방광, 비뇨생식기를 포함한 넓은 의미로 사용하고 있는데 덕분에 소양인은 늘 이 비뇨생식기 질환이나 정력감퇴, 요통 등을 잘 다스려야 건강하게 생활할 수 있다. 그리고 여성의 경우 이렇게 자궁과 관련한 문제들이 가장 잘 발생하는 체질도 바로 소양인이다.

처방은 '독활지황탕'에 '지모 황백'을 추가한 한약으로 결정했다. 이 독활지황탕은 소양인의 지나친 비장(췌장) 기운을 조절해 주고, 지모 황백은 소양인의 약한 신장, 자궁의 기운을 돋우며 허열(虛熱)을 다스리는 역할을 하는데 소양인의 보약으로는 가히 최고의 약이라 할 수 있다. 이렇게 소양인의 체질에 딱 맞는 약을 쓰게 되면 자궁만 건강해지는 것이 아니고 덕분에 피부도 좋아지며 면역력도 한층 강화돼 한 번 쓰는 약으로 정말 많은 효과를 얻을 수 있다.

민정 씨는 이 약을 2개월째 먹는 중에 임신에 성공했다. 임신을 계획한 지 꼬박 1년 만의 기쁨이었다.

제중한의원 홈페이지에 올라온 감사의 글입니다~^^

○○○ / 2017.01.25 15:26 / 조회 41

안녕하세요. 전 결혼한 지 2년 차 새댁입니다~ 결혼 후 임신계획을 가지고 준비한 지 4~5개월 후, 스스로 체력이 너무 떨어지는 것 같아 한의원에 두 번째 방문을 했습니다.
처음 제중한의원에 방문했을 때는, 직장 스트레스가 너무 심해서 갑작스럽게 얼굴 전체에 열꽃(?)처럼 두드러기가 심하게 일어나서 도저히 안 되겠다 싶어서 인터넷에 검색해서 찾아본 후 방문을 했습니다. 당시에도 첫 한약을 복용하고 눈에 띄게 가라앉아 저도 굉장히 놀랐었는데, 그때 기억이 나서 이번에도 제중한의원에 또 방문을 하게 되었습니다.

두 번째 방문을 결심하기 전에 결정적으로 체력이 많이 떨어진 게 느껴졌던 결정적인 사례는, 심야영화만 보면 이틀이나 피로에 시달리는 모습에 스스로 충격을 받았고, 임신을 준비하면서 스스로 기본적인 체력이 뒷받침 안 되는 게 크게 문제가 될 것 같아 방문하게 되었습니다.
두 달가량 신랑과 함께 진맥을 받고 복용했는데, 첫 번째 한약을 복용하고 일주일 정도 지났을 때, 스스로 덜 피곤한 느낌이 들기 시작하고 첫 번째 한약(약 15일분)을 다 먹었을 때는 어느 정도 체력을 회복한 느낌을 강하게 확신할 수 있었습니다. 이렇게 2달가량 복용을 하고 제가 기다리던 임신소식 또한 들을 수 있었습니다. ^^
여러모로 신경도 많이 써 주시고 상담도 잘해 주시고, 약을 먹고 스스로 좋아진다는 느낌도 받던 찰나에, 기다리던 좋은 결과까지 이어지게 되어 정말 감사하다고 말씀드리고 싶습니다! ^^

많은 분들도 이 글을 보시고 좋은 결과 있으셨으면 좋겠어요! ^^
부디 이 글이 여러분들께 많은 참고가 되셨으면 좋겠습니다! 제 진심이 전달되었으면 좋겠네요 ㅎ
올 한 해 새해 복 많이 받으세요~~~!! ^^

3 소양인 태음인 소음인 여성 난임의 원인도 가지가지

"불임은 피임을 하지 않은 상태에서 정상적으로 성생활을 하면서도 1년 이내에 임신이 되지 않는 경우를 말한다. 대부분의 건강한 남녀는 1년 이내에 85~90%는 임신을 하게 되지만, 나머지 10~15%는 임신이 되지 않아 불임증으로 진단하게 된다." (동의생리병리학회지 제27권 1호, 양인석 외, 2013)

2013년 불임에 대한 정의인데, 요즘은 임신이 불가능하다는 부정적인 '불임'이라는 용어보다 임신이 어렵다는 '난임'이라는 용어가 더 자주 쓰인다. 건강보험심사평가원에 따르면 여성 난임 수치는 2011년 15만 3048명에서 2021년 16만 2938명으로 10년간 6% 증가했고 해마다 조금씩 증가하고 있다고 한다. 이렇게 해마다 여성 난임 환자가 증가하는 것은 최근의 초혼 연령이 높아지는 것도 관련 있지만 그 이상으로 현대 여성들의 자궁 건강이 이전보다 더 나빠지고 있다는 방증이기도 하다.

이런 상황에서 최근엔 한방의 체질 치료로 난임 문제가 해결되는 다양한 사례들이 언론에 보도되면서 사상체질로 난임을 해결하고자 하는 부부들의 한의원 방문이 늘어나고 있다. 다만 많이 알려지지 않았지만 세계보건기구(WHO)는 1996년 이미 난임 치료에 침 치료를 적극 권장한 일도 있어 사실 한방으로 불임, 난임을 해결하는 일이 최근의 일만도 아니다.

  제중한의원에도 다양한 체질의 환자들이 그저 건강하게 아기를 낳고 싶다는 소망 하나를 붙잡고 진료실의 문을 연다. 이들 중 상당수는 몇 번의 시험관시술과 인공수정을 이미 경험해본 부부들로 특히 수정 자체는 문제가 없는데 자궁 내 착상 과정에서 실패하는 케이스들이 많아 더 절박하고 더 근심이 많다. 무엇보다 배란, 수정, 착상의 임신의 세 과정 중 마지막 관문인 이 착상이야말로 가능한 스트레스 없이 편안히 받아들여야 하는데 그게 또 쉽지가 않은 것이다. 근심과 걱정이 많은 소음인들은 더더욱 그렇다. 문제는 이렇게 근심과 스트레스 상태에 놓이면 임신은 점점 어려워진다는 것이다. 계속 강조하지만, 우리의 몸은 곧 우리의 마음이다. 마음이 몸으로 드러나는 것이 우리의 건강지표다.

  그렇다면 각각의 체질별 난임의 원인과 그 치료의 관건은 무엇일까?

  옛 어른들의 말씀 중 '배가 차면 임신이 힘들다'라는 얘기가 있는데 이것을 현대적 의미로 보면 골반강 온도가 낮고 자궁내의 혈액량이 적다는 말이다. 다만 똑같이 배가 차더라도 체질별로 차이가 있다.

  먼저 소음인은 아예 하체가 냉하고 차서 전체적으로 몸 온도를 높여 주는 것이 중요한데 이 때문에 한방의 침, 뜸, 한약 외에 특별히 운동 치료를 병행하는 것이 좋다. 반면 소양인은 몸의 기운이 전체적으로 찬 것은 아니나 '비대신소'라는 장부적 특성 때문에 유난히 자궁과 난소 쪽의 기능이 약하다. 더구나 이런 비뇨생식기 전체의 기능이 아예 약하다 보니 착상 이전 단계 곧, 배란 유도나 시험관시술 단계에서 너무 여러 번 실패를 경험하기도 한다. 물론 이 경우엔 겉으로 느껴지는 몸 전체의 온도는 뜨거우나 배는 유독 차가운 것이다.

태음인도 배가 찬 경우가 있다. 다만 그 찬 이유가 조금 다른데 소음인이 기혈부족 등으로 찬 것과는 다르게 태음인은 몸 안에 쌓인 노폐물이나 습담으로 인해 배가 차가워지고 배란 장애가 일어나는 경우가 많다. 당연히 착상도 원활치 못하다. 따라서 이 경우엔 몸의 노폐물(습담, 담음)을 없애고 기혈순환이 원활하도록 도와야 자궁도 따뜻해지고 임신도 가능해진다.

최근 몇 년간 제중한의원을 찾은 난임 환자 중 여러 체질별 기억나는 몇몇 분들이 있는데 소양인 채은경 씨와 태음인 오주은 씨가 그들이다. 방문 당시 채은경 씨는 첫인상에서 매우 깐깐하고 예민한 느낌을 줘서 소음인으로 생각했으나 진맥 결과 소양인으로 밝혀졌다. 특히 문진 과정에서 무려 5번의 시험관 시술 실패 얘기를 들으며 왜 그렇게 긴장했는지, 원래 가졌을 활달한 성정이 왜 이렇게 뾰족한 날 위에 서 있는 듯 잔뜩 예민해져 있는지 넉넉히 이해가 되었다.

　평범하게 임신하고 아기를 낳는 사람들은 난임 부부들의 고통을 모른다. 특히 그 당사자인 여성들이 여러 번의 시험관시술을 겪으며 가졌을 매 순간의 기대와 실망이 얼마나 큰지 가늠조차 할 수 없을 것이다. 채은경 씨는 특히 40대에 접어들며 이제 여기가 끝이다, 라는 각오로 한의원을 찾아온 터라 더 많은 근심과 기대가 교차하는 심정이었을 것이다. 더구나 채은경 씨와 같은 소양인의 경우, 깊은 상심과 체념 속에 있다 보면 소양인이 많이 걸리는 '망음증'에 빠질 수 있는데 이것 역시 불임과의 관계가 깊다. '망음증(亡陰證)'은 단순한 기혈부족 상태를 넘어 가히 음허(陰虛) 상태라 할 만큼 인체의 진액이 급속히 소모되어 생기는 병으로 전신이 극도로 피곤하고 식은땀이 흐르는데 얼굴이 붉게 달아오르는 느낌도 있고 수시로 몸살 기운까지 느껴진다. 이때 맥을 짚어 보면 빠르나 몸 안의 진액이 부족해 누르면 힘이 없다.

　이들 소양인 난임 환자들은 망음증으로 인해 난임이 오기도 하고 반대로, 난임으로 인한 근심과 화병으로 망음증을 부르기도 한다. 다행히 소양인들에게 딱 맞는 약이 있다. '독활지황탕'. 2018년 10월에 한의원을 찾았던 채은경 씨는 이 '독활지황탕'에 지모와 황백을 달여 3개월 동안 열심히 먹었다. 그리고 다음 해 1월 임신에 성공했다. 이어 11월 출산. 몇 년간 시험관 시술실을 드나들며 소음인으로 착각될 만큼 바뀌었던 성격이 원래의 밝음과 유쾌함을 다시 찾은 것은 덤이다.

울산에서 왔던 태음인 오주은 씨는 더 기막힌 사연을 안고 왔던 환자였다. 대부분의 난임 환자들이 아예 착상 자체가 안 돼 고민하는 것과 달리 오주은 씨는 임신을 잘 유지하다 유산 또 유산, 그렇게 모두 두 차례 자연유산을 겪은 뒤였다. 자연유산이 정말 걱정스러운 것은 이것이 습관성이 될 수 있다는 것이다. 더구나 아기를 가졌다는 기쁨도 잠시, 유산이 돼 버리면 그것은 고통 이전에 슬픔이다. 이유를 알 수 없어 분하고 화가 나는 것이 아니라 '상실'에서 오는 슬픔인 것이다. 진료실 의자에 앉아 아기가 유산되던 그 순간을 말하는 주은 씨의 눈물이 그래서 이유가 있다.

37세 태음인 주은 씨에게는 '열다한소탕'에 녹용을 넣어 처방했다. 두 달여 약을 먹고 임신 소식을 들은 것은 그 후 6개월이 지나서였다. 그 전에 또 무슨 일이 생길까 두려워 전화조차 못 했다는 것이다.

"그래도 임신 7개월까지는 계속 일할 거예요."

이제 제법 여유가 생겼는지 더 일하겠다 말하는 주은 씨의 목소리가 아침처럼 환한 오후였다.

4. 키가 클 수 있을까요? (각 체질별 아이들의 성장 치료 팁)

이제마 선생의 '동의수세보원'에는 10살의 소음인 아이를 치료한 사례가 나온다. 매번 배가 아프고 설사가 잦아 처음 '백하오이중탕'을 처방하고 이어 심해지면 '부자이중탕'을 처방했는데 이후 증세가 조금 호전되다가 결국 1년 뒤 '망양병'에 걸리는 이야기다.

그런데 이 치료 사례는 두 가지 부분에서 의미가 있다. 하나는, 아이가 최초 발병한 이유가 '근심 걱정으로(노심초사)'라고 기록돼 있다는 것이고 또 하나는, '선천적인 부실함에 대한 이야기'라는 것이다. ('동의수세보원 해설', 이제마 지음, 최희석 해설, 지성계) 실제로 이 소음인 아이는 병이 조금 호전되는 듯 하다가 유전적인 한계로 다시 병을 얻어 기어코 기혈을 모두 뺏기는 '망양'의 상태에 빠진다. 일종의 소아 '이허한증(裏虛寒證)'을 나타낸 것이다.

장중경의 '상한론'에는 '이허한증(裏虛寒證)'을 보이는 '소음병'에 대해 '소음이 병들면 맥이 미세하고 자려고만 한다'라는 얘기가 나오는데 이 내용에 비춰 보면 이제마 선생이 치료한

이 소음인 아이도 비슷한 상황이지 않았을까 추측해 본다. 특히 앞서 말한 것 중 '근심 걱정으로'라는 대목은 소음인 성격의 전형적인 부분으로, 이제마 선생은 이것을 사려상비(향부자팔물탕 주치증)라고 하였다. 다시 말해, 사려(근심하고 걱정하는 생각)가 과도하여 비(脾)를 손상시키는 것, 비기(脾氣)가 울체되어 음식을 못 먹고, 소화작용이 원활치 못한 것을 소음인들의 가장 걱정스러운 부분으로 설명한 것이다.

  소음인 아이들의 건강한 성장을 위해서도 이 부분은 매우 중요한 대목이다. 다른 체질과 달리 소음인 아이들은 작은 실수에도 염려가 많고 아직 일어나지 않은 일에 대한 걱정도 미리 당겨서 근심하는 일이 많다. 이 때문에 학교에서 식체나 다른 이유가 없이 갑자기 배가 아프다고 말하는 아이들의 대부분은 이 소음인 아이들이다.

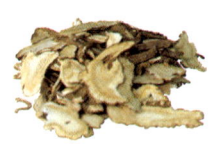

당귀(소음인)

중요한 것은 이 아이들의 '배가 아프다'라는 증상은 단순한 신경성이나 꾀병이 아니라 정말로 배가 아프다는 것이다. 학교 선생님이나 부모님들이 반드시 잊지 말아야 할 부분도 바로 이것이다. 아이는 꾀병을 부리는 것이 아니라 진짜 아픈 것이다. 이것이 심해지면 이허한증(裏虛寒證), 망양증으로 가는 것이다. 따라서 소음인 자녀를 기르는 부모들은 아이들의 이 불안과 걱정을 덜어 주고 늘 편안한 마음을 가질 수 있도록 도와야 한다. 물론 소음인 아이의 건강한 성장을 위한 첫 번째 팁도 이 '근심을 덜어 주는 것'이다.

그렇게 근심과 걱정을 덜어 주고 난 뒤 소음인 아이들에게 딱 맞는 당귀가 들어간 '소음인 십전대보탕', '8물군자탕'을 보조적으로 선택해 주면 아이의 허해진 기혈을 보하며 건강하게 성장할 수 있을 것이다.

소양인 아이들의 성장 치료에서는 다른 체질보다 가슴 속에 많이 몰려 있는 '열'에 대한 고려가 늘 필요하다. 이 소양인 아이들은 다른 체질에 비해 '속 열'이 많으며 간혹 음식과 약에 대한 부작용이 있을 때는 그것이 발열, 피부발진, 조급증 등으로 나타날 수 있다. 특히 소양인이면서 매운 것, 기름진 것을 좋아하면 각종 피부염을 앓을 가능성이 다른 체질보다 많으니 주의해야 한다. 그럼에도 비위 기능은 비교적 좋은 편으로 잘 먹는 경우가 많고 아주 급하게 먹어도 잘 체하지는 않는다. 문제는 너무 잘 먹어 오히려 비만이 올 수 있다는 것. 무엇보다 성장기 아이들의 비만은 당장 성조숙증으로 진행할 수 있어 이 부분 역시 부모들의 관찰과 주의가 필요하다.

소양인 아이들은 특히 활발하고 활동적인 성격을 갖는 경우가 많다. 이런 성격이 무엇보다 다행스러운 것은 외향적인 성격 덕분에 안으로 쌓이는 열을 잘 발산시킬 수 있다는 것이다. 그래도 늘 의식적으로 열을 발산시키기 위한 다양한 운동을 선택하도록 도와야 한다. 소음인 아이들도 운동이 중요하지만 소양인 아이들의 운동은 열 발산을 위해 체질적으로 훨씬 더 중요하다. 이때 운동의 종류는 소양인의 경우 사이클이 좋고 소음인의 경우는 수영을 권장한다.

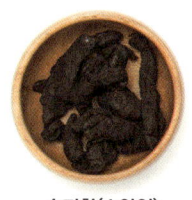
숙지황(소양인)

다만 소양인 아이들의 성장을 돕는 약재로 가능한 피해야 할 것이 있다. 바로 인삼과 홍삼. 아이들의 성장 보약으로 인삼, 홍삼을 쓰는 경우가 많은데 이것이 소양인에게는 좋지 않다. 대신에 숙지황, 복분자, 산수유 등을 선택해 보자.

태양인은 일단 상대적으로는 적은 숫자인 데 비해, 겉으로 보이는 몇 가지의 도드라지는 특징이 있다. 그중 가장 눈에 띄는 것은, 몸매가 탄탄하다는 것이다. 또 일반적으로 허리가 꼿꼿하고 바르며 결코 숙이는 기상이 보이지 않는다. 눈빛도 상당히 강한 편으로 때로 화난 듯한 느낌을 줄 만큼 안광과 그 기상이 강한 편이다. 이들은 특히 말하는 모습, 내용에서도 상당히 비타협적인 태도가 강해 누군가에게 아첨하거나 비굴하게 구는 모습이 거의 없다.

그러나 이것은 성인을 기준으로 한 판단이고 아이들의 경우는 여전히 성장하고 있는 과정이라 이 또한 아이들 체질 진단에서는 조금 신중을 기해야 하는 부분이기도 하다. 따라서 유심히 살필 부분은 아이의 허리가 약하거나 이유 없이 다리근육에 힘이 빠져 있는가 보는 것이다.

실제로 태양인 아이들은 유난히 다리 힘이 약하다. 겉으로 보기에 제법 체격도 있고 뼈대도 튼튼해 보여서 하체 쓰는 운동을 잘할 줄 알았는데 달리기, 등산은 물론 때로 걷기도 힘들어하는 것이다. 이럴 때는 부족한 부분을 채워 주겠다고 마구잡이로 아이를 하체 운동에 돌입시켜서는 안 된다. 오히려 처음부터 과하게 운동을 시작하기보다는 일단 자세부터 바르게 하는 훈련을 시작해야 한다. 허리나 다리 힘을 만들기 위한 첫걸음은 허리를 곧게 펴는 자세로부터 출발하기 때문이다. (물론 성인의 태양인들은 이미 자세에서 꼿꼿한 느낌을 주기는 한다.)

태양인 아이들은 특히 육식을 조심해야 한다. 물론 태양인이라면 이미 본인도 육식을 그다지 즐기지 않고 있을 가능성이 크다. 문제는 아이의 체질을 모르고 고기를 잘 먹어야 잘 큰다는 엄마들의 맹목적 '신앙'으로 인해 반강제적 '왕성한' 육식 권유가 이루어질 수 있다는 것이다. 그러나 절대 잊지 말자. 태양인의 특징은 '폐대간소'다. 간과 담의 기능이 약하다는 것이다. 다시 말해 육류를 소화할 수 있는 담즙 분비가 다른 체질에 비해 현저히 적다는 말이다. 따라서 태양인 아이들은 고기를 먹고 나면 피부질환이 생기거나 오히려 하체에 기운이 빠지는 특징이 있다. (고기를 못 먹는다고? 지금 급 절망하시는 태양인 아이의 어머니들은 그럼에도 걱정 마시라. 세상은 넓고 태양인 아이들이 즐길 수 있는 담백한 야채나 바다 생선은 아주 많다.)

 태양인 아이들의 성장을 돕는 비결은 바로 이 섭생과 관련된 부분 외에 특정 약물에 대한 부작용 등을 잘 살펴 미리 대비하는 것이 또한 중요하다. 물론 태양인 아이들은 성장 과정에서 병원을 찾는 일이 매우 드물긴 하다. 특별하게 크게 아픈 데 없이 잘 자란다는 얘기다.

 문제는 한번 병원에 갈 일이 생기면 조금 큰일이 될 수도 있다는 것인데. 결국 문제가 없으면 아주 없고, 있으면 조금 복잡하거나 희귀질환을 앓을 가능성이 크다는 말이다. 여기에 양약에 대한 부작용도 많이 생기는 타입이다 보니 한번 병원을 가면 일단 다른 체질 아이들보다 더 세심히 살펴야 한다. 이 때문에 아예 아이 체질을 미리 살피고 어려서부터 한의원을 찾는 엄마들도 많다. 특히 조심해야 할 또 하나는 아이의 충치 치료 시 씌우게 되는 '크라운'인데 이때 성인 태양인과 마찬가지로 '금'은 절대 금물이다. 금 크라운 대신 반드시 '지르코니아' 성분을 선택하도록 하자.

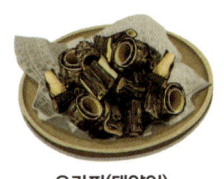
오가피(태양인)

이들 태양인 아이들의 성장 치료에는 전통적인 성장 보약인 녹용은 사용하지 않는 것이 좋다. 대신에 메밀을 자주 먹이고, 오가피, 소나무 관련 약재 등을 처방에 쓰면 좋은 효과를 얻을 수 있을 것이다.

태음인은 사상체질 중 가장 체격이 좋은 측에 드는 사람들이다. 물론 태양인 중에도 체격 좋다 소리를 듣는 이들이 많으나 보통 '덩치가 크다'라는 느낌을 주는 이들 대부분은 태음인이다. 태음인의 장부 특성은 '간대폐소'. 간의 기능이 이렇게 강하다 보니 무엇을 먹든 몸에 쌓아 두는 능력이 좋고 그만큼 체격도 커지는 것이다. 그러나 요즘처럼 성조숙증이 염려되는 시대에서는 조금 다르다. 성장기 비만이 자칫 '성장'은 못하고 '성숙'만 가속하는 문제를 만들 수 있기 때문이다. 실제로 우리 몸의 지방조직에서는 '렙틴(leptin)'이라는 호르몬이 분비되는데 이것이 성호르몬의 분비를 자극하는 것으로 알려져 있다. 더구나 소아비만은 단순히 세포의 크기가 커지는 성인의 비만과는 다르게 지방 세포의 수 자체가 증가하는 것이고 또 이렇게 만들어진 지방 세포는 성장 후에도 세포의 수가 줄어드는 것이 아니라 그저 세포의 크기만 줄이는 것이라 성인이 된 후의 다이어트에도 한계가 있게 된다. 따라서 태음인 아이들의 비만은 특히 더 많은 주의를 기울여야 성조숙증과 성인 비만까지 모두 예방할 수 있다.

태음인 아이들은 땀도 많다. 밥을 먹을 때도 개그맨 김준현 씨처럼 땀을 많이 흘리는데 이 부분은 크게 걱정하지 않아도 된다. 소음인 아이들이 땀을 많이 흘리면 그것은 기가 허(虛)해진 상황이지만, 태음인의 '땀'은 일종의 건강의 지표다. 덕분에 땀을 많이 흘리고 나면 오히려 '시원하다'라는 느낌을 받는 것이다.

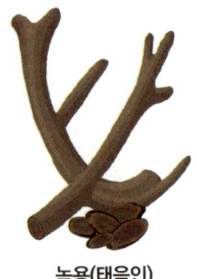
녹용(태음인)

보약으로는 태양인과 달리 '녹용'이 좋다. 간혹 녹용이 아이들의 살을 찌게 하는 약재라고 잘못 말하는 이들도 있는데 이것은 태음인 아이들의 특성을 외면한 생각이다. 오히려 태음인 아이들에게는 노폐물을 제거하고 키가 크는 성장에 도움을 줄 수 있는 것이 '녹용'이다. 물론 체중이 너무 많이 나가는 아이인 경우는 '건률(말린 밤), 의이인(율무)'과 같은 약재를 적절히 섞으면 비만한 체중도 빠지면서 키도 클 수 있는 성장 치료 처방이 될 수 있다.

또 하나 태음인 아이의 좋은 성장을 위해서는 운동요법도 중요하다. 다만 걱정은, 태음인 아이들은 무엇이든 일단 시작하고, 발동을 거는 데 조금 시간이 걸린다는 것. 대신에 이 스타트 시기를 잘 넘기고 시작이 되면 다른 어느 체질의 아이들보다 꾸준하게 밀고 나가는 힘은 또 만만치 않아서 나름 좋은 성과를 얻을 수 있는 것이 이 아이들이기도 하다. 따라서 태음인 아이를 기르는 부모님들은 꼭 기억하자.

"당신의 아이는 적절히 땀을 흘리며 운동하는 것이 성장의 제1 지름길입니다. 절대 책상에만 앉아 있게 해서는 안 됩니다."

5 이렇게 기침을 하니 키가 안 크나 봐요
(태음인 목음체질 소아천식)

태음인 아이들의 성장 치료를 위한 얘기를 조금 더 이어 가 봐야겠다.

한의원을 찾는 아이들 가운데 소아천식을 앓는 아이들의 상당수가 태음인인데 그 이유는 정확히 체질적 특징에 기인한다. 2018년 찾아온 초등 5학년의 현우도 그랬다. 내원 당시 또래보다 키가 작아 고민이 많던 현우 어머니는 특히 천식으로 인해 강한 스테로이드제 흡입기를 사용하는 것이 아이의 키 성장에 어떤 영향을 끼칠지 걱정이 많았다.

실제로 간대폐소 한 태음인 아이들은 체격과 체력이 좋아서 일상에서 감기를 달고 사는 일은 많지 않을 것 같은데도 기관지 질환을 앓는 일이 많다. 이 때문에 오래도록 기침을 하거나 천식 경향을 보일 수 있다. 소아천식이 나타나는 이유는 체질(유전)과 환경적 여러 요인이 합쳐져 나타나는데 특히 알레르기를 유발하는 이물질에 접촉하게 되면 기관지 과민반응과 함께 갑자기 폭발적인 기침이 쏟아지고 결국 호흡곤란까지 부르게 된다. 물론 개인마다 발작적 기침을 일으키는 알레르기 원인은 모두 다르지만 다만 하나의 증상은 비슷하다.

보통 기침이 쏟아지면서 기관지가 붓고 때로 경련이 일어나며 쌕쌕 천명음이 나기 시작하면 이것이 보통의 천식 증상이다. 또 숨을 쉬기 힘드니 가슴이 답답하고 통증까지 느껴진다. 그런데 이런 증상이 어른이 아니라 아이에게 일상으로, 수시로 다가온다고 생각해 보자.

건강보험심사평가원은 2015년 기준, 우리나라 천식 환자 중 약 30%를 10세 미만 소아라고 발표했다. 대기오염과 코로나 후유증 등이 문제가 되는 최근엔 아마 이 숫자가 더 늘면 늘었을지언정 감소하지는 않았을 것이다.

사실 소아들의 천식이 더 위험한 이유는 어린아이들일수록 기관지의 구경 자체가 작아 기도가 조금만 좁아져도 바로 호흡곤란으로 이어질 수 있기 때문이다. 여기에 더해 어른들처럼 본인에게 다가오는 위험을 즉각적으로 감지하고 대처할 수 있는 상황이 아니다 보니 아이들의 천식은 그만큼 더 위험한 것이다. 소아천식 환자들이 유독 응급실을 많이 찾게 되는 이유도 여기 있다. 더구나 앞서 살핀 현우처럼 성장기인데 계속 스테로이드 흡입기를 써야 하니 이 부분에 대한 부모님들의 걱정 또한 만만치 않다. 그런데 더 큰 문제는 언제 어떻게 발작적 상황에 놓일지 모르니 외부활동이 편안치 못하고 이로 인해 성격이 점차 내성적으로 변하는 아이들이 생길 수 있다는 것이다.

천식에서는 특히 '감작(感作, sensitization)'이라는 부분을 신경 써야 한다. 이 말은 우리가 어떤 물질의 자극에 노출되면 될수록 그 반응이 오히려 더 강화되는 것을 말하는데, 정반대의 개념에 '내성(Tolerance)'이 있다. 예를 들어, 특정 항생제를 처음엔 1알만 먹어도 되었는데 점차 몸에 '익숙해져' 그다음엔 2알, 3알 계속 용량을 높여 가야 할 때 우리는 이것을 '내성이 생겼다'라고 말한다. 반면 '감작'은 이와 정반대로 어떤 큰 소리에 한번 놀란 사람이 다시 그 유사한 소리를 들으면 더 발작적으로 반응하게 되는 것 즉, 특정한 외부요인에 대해 '더 민감해지는 것'이라고 이해하면 된다. 천식 환자들이 바로 이런 상황을 갖는다는 것이다. 알레르기 반응을 일으키는 특정한 물질에 대해 천식 반응을 일으키고 난 뒤 이것에 익숙해지는 것이 아니고 오히려 점점 더 과민하게 반응하게 된다는 말이다.

현우도 마찬가지였다. 감작 반응이 점점 심해졌고 스테로이드제를 사용해 잠깐의 증상은 완화시킬 수 있었지만 근원적 문제를 해결할 수는 없었다.

실제로 천식에 대한 양방 치료는 대체로 '대증치료'가 많다. 말 그대로 개별 증상 하나하나에 대한 치료만 진행될 뿐이다. 그러다 보니 천식 환자들의 이 '감작 반응'은 점점 심해지고 사용하는 약물의 양도 점차 늘려야 하는 악순환이 이어지는 것이다. 그러나 다행히 한방에는 이런 천식의 근원을 다스릴 수 있는 처방이 있다.

또래에 비해 키는 작고 약간 비만이었던 천식 환자 현우에겐 태음인의 기침 천식에 특히 효과적인 '마황정천탕'을 처방했다. 약을 먹기 시작하며 아이는 정말로 거짓말처럼 천식 반응, 기침이 줄어들었다. 이후 복용 1개월이 넘어가는 시점부터는 흡입기 사용도 점점 줄일 수 있었다. 이 '마황정천탕'은 태음인의 천식, 해수 등에 쓰는 이제마 선생의 처방으로 폐 기관지의 노폐물(담음)을 제거하는 데 정말 탁월한 약이다. 특히 맥문동, 도라지, 은행 등은 폐 기관지의 가래를 멎게 해 건조한 폐기(肺氣)를 윤택하게 하는 데 효능이 있다.

이렇게 천식약과 함께 중간중간 태음인에게 좋은 녹용을 성장 치료 약으로 같이 먹었던 현우는 지금 고등학생이 되었다. 키는 이미 180cm에 도달했다.

6. 표현하지 못하는 아이들, 놓치는 엄마들
(태음인 목양체질 소아천식)

대기실 소파에 한 아이가 누워 있다. 그 긴 의자를 아이가 혼자 차지하고 있다 보니 엄마는 일어나라 눈치를 주고 옆의 어른들은 흠흠 기분 나쁜 헛기침으로 계속 힐끔힐끔. 대기실을 막 지나던 한의사 선생님도 잠깐 눈길을 주지만 아이는 요동도 없다. 속으로 생각한다. '이 녀석 진료 차례만 돼 봐라, 혼꾸멍을 내 줘야겠다.' 그리고 30여 분 후 드디어 진료실 문이 열리고 아이가 들어와 앉는다.

이 녀석 얼굴 생김새며 까칠한 성격이 영락없는 소음인 같다. 그런데 약간 살집이 있는 편이라 혹시나 싶어 진맥을 하고 나니 아니다. 태음인 목양 체질이다.

맥을 짚으니 폐 기운이 약하다. 방문 이유는 역시 천식.

"선생님, 여기가 마지막입니다. 저희 온갖 곳을 다 다녔어요. 큰 병원부터 서울 천식전문병원까지 안 가 본 곳이 없습니다. 근데 왜 이렇게 낫질 않죠? 여기 정말 끝이라고 생각하고 왔어요. 애 좀 살려 주세요."

초등 4학년 여자아이 서민주. 소아천식 환자. 몇 년을 이 병원 저 병원을 헤매다 드디어 소문을 듣고 왔다는 민주 어머니는 무엇보다 8체질 치료를 한다는 점이 마음에 들었다고 한다. 사상체질은 많이 들었지만 무언가 더 세분화해서 치료해 주겠지, 기대가 있었다는 말이다. 물론 제중한의원은 사상체질을 기반으로 8체질침을 적용하는 곳이기는 하다. 다만 8체질은 사상체질에서 나온 하부 개념이 아니라 사상체질과는 별개로 권도원 선생의 독자적 체계로 만들어진 8가지 체질 분류라는 것을 다시금 강조하고 싶다.

살펴보니 민주는 콧물과 가래가 심하고 특히 쌕쌕 천명음이 크게 들렸다. 특히 가슴이 답답한지 자꾸 어딘가 눕고 기대려는 행동을 많이 했다. 순간 아차! 알았다. 아, 이 녀석이 무슨 버릇이 없고 예의가 없는 아이라서가 아니라 몸이 힘들구나, 몸이 힘들어서 말은 못 하고 자꾸 어디에 몸을 기대려 하는구나, 새삼 생각하고. (아뿔싸! 어린 녀석 아픈 것을 알아채 주지 못한 잠시의 오해가 마구 미안해지고.)

실제로 아이들은 어딘가 몸이 아프면 일단 드러눕는다. 소음인 아이가 망양증에 빠지면서 그저 방바닥에 누우려고만 하는 것처럼 사실 체질 구분 없이 대부분 아이는 아프면 일단 어디가 어떻게 아프다는 것을 정확히 표현하지 못하고 무조건 누우려고만 한다. 특히 이런 폐나 기관지 질환처럼 무지근하고, 무겁고, 답답하고, 뜨거운 듯한데 또 그렇다고 무슨 불에 덴 듯 뜨거운 것도 아니고 무엇이라 딱히 짚어 말할 수 없는 증세에 대해서는 더더욱 그렇다. 심지어 표현력이 적은 태음인 아이라면 오죽할까.

　사실 때로 부모님들이 자녀들의 병을 늦게 알아채는 것도 바로 이런 아이들의 특성에 기인할 때가 많다. 분명히 어딘가 몸이 안 좋은지 자꾸 짜증을 내고 구석으로 누우려고만 하는데 도대체 어디가 어떻게 아픈 것인지 정확히 설명이 없는 것이다. 그렇다고 아프다는 아이를 자꾸 채근해 물을 수도 없고. 그저 컨디션이 안 좋은가 짐작으로 그치고. 차라리 식체나 감기로 인한 발열 등등 무언가 뚜렷이 올라오는 증세가 있다면 모르겠는데 기운 없이 드러눕기만 하는 아이에 대해서는 도대체 뭘 어떻게 판단할 수가 없는 것이다. 소아천식 아이들의 경우도 처음 증세가 올라올 때는 기침과 가래 없이 그저 가슴 답답함으로만 표현될 때가 있어 부모님들이 호흡기내과가 아닌 전혀 다른 병원을 전전할 때가 간혹 있다.

　반대로 완전히 다른 병인데 무조건 천식으로 오진되는 경우도 있다. 기침을 하고 호흡곤란이 느껴지고 가슴도 답답하고 등등 전형적인 천식으로 보이는데 사실 더 들여다보면 그렇지 않을 때가 있다는 것이다. 단순한 기관지염만으로도 기침 가래가 생길 수 있고 또, 심폐기능의 저하로 인해 호흡곤란이 올 수도 있어서다. 특히 공황장애로 인해 호흡곤란을 느끼는 아이들도 있을 수 있어 무조건 천식으로 판단하는 것은 조심해야 한다.

민주는 8체질침 치료를 1개월간 진행했다. 또 태음인에게 맞는 '열다한소진해탕'을 3개월간 복용했다. 그렇게 민주의 천식은 완치되었다. 그리고 알게 된 또 하나의 사실.

치료가 진행되면서 아이의 행동이 변하는 것이었다. 한 달, 두 달, 시간이 지나며 대기실 의자에 눕기는커녕 어느새 어른들께 자리를 양보하고 한참을 서 있다 진료실에 들어오곤 하는 것이다. 정말로 아무 곳에나 눕지 않고는 견딜 수 없을 만큼 진료 초기, 아이의 몸이 얼마나 힘들었을지 새삼 깨달았던 시간이었다. (그걸 한의사라는 선생님이 알아채 주지 못하고 0.5초 미운 눈빛을 주었던 처음이 다시 한번 미안해지고 또 미안해지고.)

민주는 어느새 중학생이 되었다. 대학에서 미술을 전공하고 싶다는 꿈만큼 그림을 잘 그려 각종 물품 거래가 활발한 '○○마켓'에 그림을 판매할 정도로 다양한 활동을 하며 열심히 생활하고 있다. 미래의 화가 선생님 서민주. 기쁜 일이다.

아프다고 모두 다 표현하지 못하는 아이들. 때로는 짜증으로 또 때로는 느닷없는 화내기로 그리고 또 어떨 때는 타인을 배려하지 못하는 찰나의 어느 순간으로만 겨우 자신의 고통을 표현할 수 있는 아이들. 그래서 어른들에게 부탁한다. 이제는 구술되는 '말'이 아닌 그 순간순간의 '몸의 언어'를 알아채 보자. 그 안에 어쩜 더 많은 아이의 '말'이 담겨 있을 수 있다.

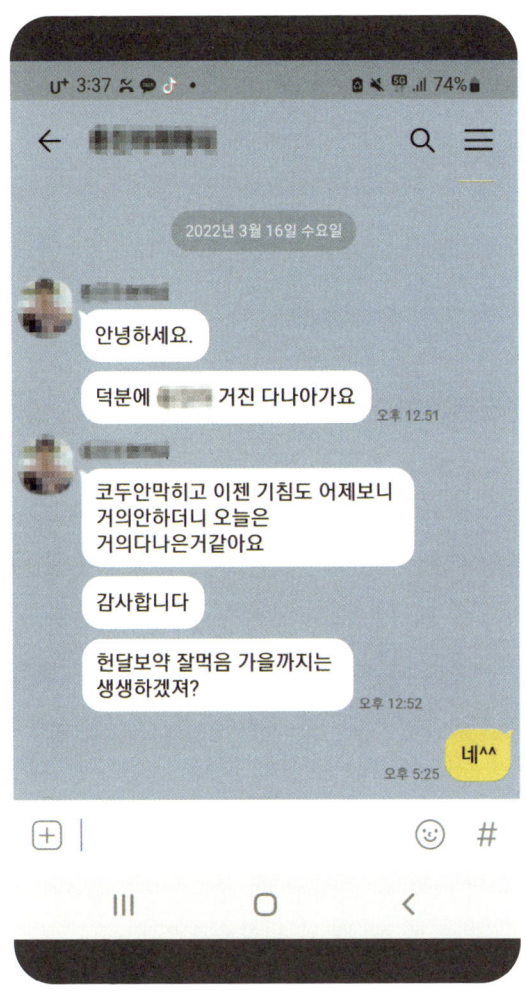

7. 농구선수가 꿈인데 숨쉬기가 힘들어요
(소음인 수양체질 흉통, 가슴 답답함)

지금은 은퇴한 축구선수 박지성은 '두 개의 심장'이라는 별명을 가지고 있었다. 경기 중 운동장 이곳저곳을 종횡무진 누비면서도 도저히 지치지 않는 모습으로 전후반 90분을 꼬박 채우는 선수다 보니 생긴 별칭이다. 그런데 이렇게 잘 뛰기 위해서는 심장만이 아니라 사실은 폐가 튼튼해야 한다. 사람의 호흡을 주관해 산소를 받아들이고 이산화탄소를 배출시키는 직접적인 역할은 폐의 일이기 때문이다. 덕분에 운동선수에게 '폐'는 그냥 몸속 장부의 하나가 아니라 '생명' 그 자체다. 프로 농구선수가 꿈인 최현진 군에게는 특히 그랬다. 진료실의 베드가 작게 느껴질 만큼 큰 키. 무려 190cm의 '당당한' 농구선수의 신체. 그런데 폐 어딘가가 불편해진 것이다.

2018년 가을이 시작되던 때 현진 군은 이상하게 가슴에 통증이 느껴졌다. 처음엔 고교생활의 피곤함 때문인가 보다 생각하고 대수롭지 않게 여겼으나 점점 증상이 심해지면서 호흡곤란까지 오는 것이다. 결국 지역의 큰 병원을 찾아 폐 CT와 심초음파 검사를 받았으나 결과는 이상 무. 그렇게 병원에서는 아무 문제가 없다는데 점점 흉통은 심해지고 운동장에서 몇 분을 뛰기도 힘들었다. 이번엔 대한민국에서 제일 유명하다는 서울대병원으로. 그곳의 호흡기내과에서 다시 온갖 검사를 받고 '운동과부하 검사'까지 마쳤다. 그런데 결과는 역시 이상 무. 아무것도 이상이 없다는 것이다. 그나마 조금이나마 증상 완화를 위해 처방받은 '벤토린'이라는 약제마저 큰 효과가 없었다.

최현진 군의 병은 요즘 말로는 흔치 않은 소음인 '결흉병'이었다.

결흉. 가슴에 무언가 맺힌 것, 뭉친 것이 있다는 것이다. 원래 이 병은 소양인에게만 나타나는 병으로 얘기되는데 이제마 선생은 만약 소음인에게 이런 병이 나타나면 그것은 불치병이라고 진단을 내렸다. 그리고 그것은 '결흉'이 아니라 '장결병'이라고 따로 이름을 붙였다. 이때 이제마 선생이 말한 이 소음인의 '결흉(장결병)'은 사실은 명치 가운데가 아니라 명치의 오른쪽에 실제로 딱딱한 것이 뭉쳐지는 것으로 현대의학으로 표현하면 간경화나 간암을 말하는 것이라는 게 후학들의 해석이다.

반면에 소음인에게 나타나는 진짜 '결흉'은 정말로 무언가가 딱딱하게 뭉친 것이 아니고 일종의 그런 묵직한 느낌 같은 것인데 덕분에 가슴이 답답하고 통증까지 느껴질 수 있는 것이다. 이 부분에 대한 이제마 선생의 설명을 직접 들어 보자.

"소양인 병에서 명치 아래가 단단히 뭉친 것을 결흉병(結胸

病)이라고 말한다. 그 병은 치료할 수 있고 소음인 병에서 명치 아래에 단단히 뭉친 것을 특히 장결병(藏結病)이라고 말하니 그 병은 치료하지 못하는 것이다. '의학강목'과 '의감'에서 논한 바 수결흉과 한실결흉증(寒實結胸證)에 대한 약은 모두 다 소음인 '태음병 약'이고 장중경의 '인진호탕증'과도 서로 유사한 것인데, 이 병은 반드시 참으로 명치 아래에 결경(結硬)한 것이 아니라 곧 명치 아래에서 더부룩하고 그득한 것이다. 장중경의 사심탕증에 논한 바 상한에 설사하고 명치 아래가 더부룩하게 굳거나 땀을 낸 후에도 명치 아래가 더부룩하게 굳는 것은 역시 모두 명치 아래에서 더부룩하고 그득하거나 배꼽 근처가 결경한 것이지 참으로 명치 아래에서 결경된 것은 아니다. 만약 소음인 병에 명치 아래 오른편이 결경하였으면 치료하지 못할 것이다."

다시 말해 소음인이 가슴에 뭔가 맺힌 듯, 명치 쪽에 무언가 단단하게 뭉쳐진 것이 느껴질 때 사실 그것은 명치의 오른쪽에 딱딱하게 굳은 무언가가 있는 것으로 이것은 고칠 수 없는 반면, 보통 소음인에게 '결흉'이라 말하는 대부분은 이렇게 가슴이 더부룩하고 무언가 그득한 느낌을 주는 것으로 불치병이라 말한 '장결병'과는 구분해야 한다는 설명이다.

어쨌든 현진 군의 증상은 이 소음인의 가슴 답답함, 그득함, 무지근한 통증 바로 그것이었다. 사실 최근엔 그다지 흔하게 볼 수 있는 병은 아니다 보니 양방의 모든 곳에서 제대로 병명과 원인을 찾아내지 못했던 것이다. 겉으로 뚜렷이 보이는 병이 아니기 때문이다.

우선 소음인 수양체질에 맞게 8체질침으로 치료했다. 이어 '계지반하생강탕'과 '천궁계지탕'으로 3개월 내리 약을 먹고 완전히 나았다. 이 최현진 군은 특히 본인의 병을 이기려는 의지가 얼마나 강한지 매주 토요일 그 먼 남해에서 부산까지 찾아와 한 주도 빠지지 않고 침을 맞았다.

여기서 잠깐 '침'에 대해 세간의 오해가 있어 조금 풀어 봐야겠다.

환자들 가운데 간혹 침을 맞으면 피곤하다, 기가 빠진다, 또는 비 오는 날 침을 맞으면 안 된다 등등의 속설 아닌 속설을 그대로 믿고 침을 피하는 이들이 있는데 이것은 완전히 근거 없는 오해다. 특히 '8체질침'은 손발의 혈 자리에만 놓는 침으로 피부 위 경혈에 살짝 자극을 주는 것만으로도 기혈이 충실해지는 효과를 볼 수 있다. 물론 전혀 아프지 않다. (필자 역시 매일 아침 기상 후 제일 처음 하는 일이 내 몸에 면역력을 높이는 8체질침을 직접 시술하는 것이다. 그만큼 부담 없이 그리고, 편안히 맞을 수 있는 침이라는 얘기다.)

이 8체질침을 열심히 맞고 프로를 꿈꾸는 농구선수 최현진 군은 그 이름도 흔치 않은 소음인 '결흉병'을 완전히 고쳤다. 지금도 침 맞기를 두려워하는 '어른'들에게 이 '간증'을 널리 전하는 바이다.

太陽人 小便旺多則 完實而無病
太陰人 汗液通暢則 完實而無病
少陽人 大便善通則 完實而無病
少陰人 飮食善化則 完實而無病

태양인 소변왕다즉 완실이무병
태음인 한액통창즉 완실이무병
소양인 대변선통즉 완실이무병
소음인 음식선화즉 완실이무병

chapter 5

체질별 달라지는 몸, 달라지는 병

태양인은 소변이 시원하게 잘 나가면 건강 무병한 것이다
태음인은 땀이 시원하게 잘 나면 건강 무병한 것이다
소양인은 대변이 잘 나가면 건강 무병한 것이다
소음인은 음식 소화가 잘되면 건강 무병한 것이다

(동의수세보원 사상인변증론)

1 어, 갑자기 손발이 저려요 (태음인 뇌출혈)

그냥 평소와 똑같은 아침이었다. 한의원을 개원한 지 2년 차에 제법 침을 맞으려는 환자들이 많이 찾아 주고 있던 터라 열심히 준비를 하고 이제 두어 명 환자를 지나고 있는데.

"어…어… 선생님 잠깐만요, 저 손이 막 저려요."

옆에서 침 어시스트를 하던 간호사가 갑자기 손이 저리다며 손에 들고 있던 침구를 놓치는 것이다. 그리고 바로 "저 입이 돌아가는 것 같아요. 어…무…어…ㅈㅣ…"

간호사 선현 씨는 그렇게 쓰러졌다. 당시 나이 24세. 겨우 스물네 살의 여성이었다.

119를 부르고 급하게 대형병원으로 이송을 하고 한의원 전체가 혼비백산 난리가 나고. 눈썹 아래의 일을 알 수 없는 인간사의 허망함은 그날 부산의 작은 한의원 어느 곳에서 그렇게 다시 시작되고 있었다.

환자의 병명은 '유전적 본태성 고혈압성 뇌출혈'. 우리나라 고혈압 환자의 80%가 속한다는 이 '본태성 고혈압'은 앞에 '유전적'이라는 말이 '자연스럽게' 따라붙을 정도로 유전인자와의 관계가 깊다. 이 때문에 특별한 다른 이유도 없이 오로지 유전적 요인으로 20~50대에서 가장 많이 발생하고 있다. 고혈압은 이 원인 외에도 '속발성 고혈압'이 있는데 다른 병이 먼저 생겨서 그 병의 후행적, 동반적 증상으로 나타나는 고혈압이다. 물론 그럼에도 대부분 고혈압은 가족력이 가장 큰 원인으로, 가족 중 특히 부모 모두가 고혈압을 가지고 있다면 자녀들의 고혈압 가능성은 무려 60%라고 한다.

선현 씨는 결국 병원에서 일어나지 못했다. 2개월을 누워 있다 꽃 같은 젊음을 두고 아주 가고 말았다.

그리고 사연 하나 더. 10년 전쯤, 밤 10시가 다 되는 시간에 급하게 전화가 울렸다. 먼 친척뻘 되는 아저씨 한 분이 갑자기 팔다리에 힘이 빠진다고 어떻게 하면 좋겠냐 조언을 구하시는 것이다. 그런데 이분 역시 말씀 중에 똑같이 순간적으로 언어장애가 와서 결국 그 통화 하나를 마치지 못하고 끊게 되었다. 그 댁 가족들에게 빨리 구급차를 부르라 요청하며 또 난리가 나고, 병원으로 직행. 급하게 뇌출혈 수술이 이루어졌으나 아저씨 역시 1개월을 넘기지 못하고 가셨다.

위 케이스의 두 사람은 모두 태음인 목양체질이었다. 사실 이외도 태음인으로 오래도록 고혈압을 앓다 가신 분들을 여럿 보았다. 그런데 이분들의 대부분이 고칠 수 있을 때 아무것도 하지 않았다는 것이 지금도 안타까운 부분이다. 아니 사실은 고혈압이라는 것 자체를 너무 대수롭지 않게 여겼다는 것이다. 그러나 고혈압은 매우 무서운 '병'이고 '증상'이다. 고혈압으로부터 대부분의 혈관성 질환이 파생되기 때문이다.

'Silent Killer'. 조용한 살인자. 이것이 고혈압의 별명이다. 겉으로는 아무것도 드러나지 않다가 갑자기 뇌출혈, 뇌경색, 뇌졸중, 동맥경화, 심근경색, 심장마비 등의 온갖 혈관성 질환을 만들다 보니 생긴 이름이다. 가끔 들르던 70세 어르신 한 분은 이 고혈압으로 결국 '대동맥 박리'가 오면서 바로 사망하시기도 했다. 이분이 더 안타깝게 기억되는 이유는 경제적으로 상당히 여유가 있고 풍족하신 분이었는데 은근히 본인에게 인색한 부분이 있어서 약 한 첩 드시는 것도 너무 아까워하셨다는 것이다. 사실 그 많은 재산도 결국 목숨을 잃으면 아무 의미가 없는 것인데 조금 더 본인을 아끼고 사랑하는 마음을 가졌더라면 어땠을까 싶다. 이 어르신도 태음인이었다.

태음인은 이런 혈관성 질환 외에도 늘 호흡기와 순환기 쪽을 잘 살펴야 한다. 특히 안으로 습담(濕痰)과 노폐물이 많이 쌓이다 보니 비만, 관절염, 대사 증후군 등에 걸릴 가능성이 크다. 성격적으로는 밖으로 움직이기보다는 혼자 안에 머무는 경향이 강해서 다른 체질에 비해 우울증의 위험도 큰 편이다. 모두 조심해야 할 부분이다.

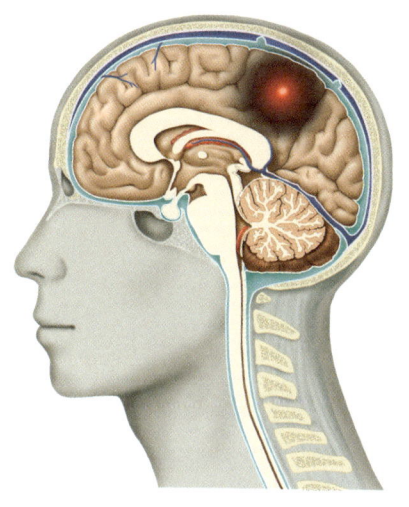

태음인의 공포, 중풍과 급사 (태음인 심장마비)

'중풍'과 '급사'는 다른 듯 비슷한 이름이다. 일단 그 원인이 고혈압으로 인한 뇌경색, 뇌출혈에서 출발한다는 것이 그 비슷함의 첫 번째 이유이고 두 번째는, 안타깝게도 이 두 상황이 압도적으로 태음인에게서 가장 많이 발생한다는 것이다.

그러나 이 중풍과 급사 케이스에서 그 결과가 완전히 달랐던 두 명의 태음인 환자가 있었다.

주영훈 씨와 김미숙 씨.

2014년 4월 예약도 없이 어떤 신사 한 분이 내원했다. 길을 지나다 갑자기 안면근육이 이상하게 움직이는 듯한 느낌을 받은 주영훈 씨는 길가에 보이는 아무 한의원을 찾아 들었다. 제중한의원이었다. 맥을 짚어 보니 맥이 자꾸 뜨고 미끌미끌하다. 한의학에서는 이것을 '맥이 부활(浮滑)'한다고 하는데 중풍이 나타날 수 있다는 일종의 위험신호다. 실제로 옛 의서에도 이 부분에 대한 경고가 있는데 이 부분은 동의보감을 잠깐 열어 보자.

"손발을 점차 제대로 쓰지 못하거나, 팔뚝, 팔, 넓적다리, 사타구니, 손가락 관절이 마비되어 감각이 없거나, 구안와사가 있거나, 말을 더듬거나, 흉격(胸膈)이 답답하면서 가래를 계속 토(吐)하거나, 육맥(六脈)의 맥상이 부활(浮滑) 즉, 뜨고 미끌미끌하면서 힘이 없이 연약한 허연(虛軟)한 맥상이면서 무력(無力)하면, 갑자기 쓰러지지 않더라도 중풍으로 어지러워 쓰러질 날이 정해진 것이다."

주영훈 씨의 맥이 딱 그랬다. 문진을 해 보니 평소 고혈압과 고지혈증을 같이 앓고 있어 중풍의 위험성은 너 높아 보였다. 결국 약을 처방하지 않고 그대로 대학병원으로 가 검사를 받아 보길 권유했다. 이후 주영훈 씨는 대학병원에서 한방에서의 진단과 똑같은 결과를 받아 들고 많이 놀랐다고 한다. 더구나 병원에선 조금만 늦었어도 큰일 날 뻔했다고 하였다니 말 그대로 명재경각의 위기 상황이었던 것.

'아, 이게 맞는구나. 이 한의원이 날 살렸구나.' 마음속 감탄을 품고 양방에서 일정 기간 고혈압과 고지혈증 등을 치료한 후 주영훈 씨는 바로 한의원으로 달려왔다. 그렇게 맺어진 인연이 벌써 8년을 넘어가고 있다.

주영훈 씨에게 주로 처방되는 약은 고혈압과 당뇨 치료를 위한 '열다한소탕'과 우황청심원. 이 약을 먹으며 본인 스스로 운동요법까지 겸하면서 지금은 상당한 수준으로 건강을 회복한 상태다. 그 후 자신의 생명을 살렸다며 가족들까지 모시고 와 덕분에 제중한의원은 주영훈 씨 가족 모두의 주치의가 되었다.

이렇게 목숨을 구한 환자 외에 안타깝게도 때를 놓쳐 생명을 잃은 환자도 있다.

59년생 김미숙 씨. 역시 태음인 목양체질이었던 김미숙 씨는 고도비만에 부종까지 가지고 있어 늘 어깨, 무릎, 허리가 아프다며 침 치료를 부탁했다. 그러던 어느 날 기운이 없고 숨이 차다며 천식약을 한 제 주문하시는 것이다. 그런데 아무리 봐도 천식으로 보이지 않아 약을 짓지 않고 큰 병원으로 가 보시라 요청을 드렸는데 얼마 뒤 돌아가셨다는 얘기를 들었다.

매우 안타까운 사연이지만 사실 김미숙 씨 이야기를 전하는 이유는 하나다.

간혹 운동과 식이요법 등 본인이 몸으로 노력해야 할 일들을 전혀 하지 않고 무조건 영양제나 양약에만 의존하는 사람들이 있다는 것이다. 더구나 태음인은 늘 노폐물이 많이 쌓이는 체질로 누구보다 열심히 몸을 움직이고 땀을 흘리며 운동을 해야 하는 체질인데 성격적으로 움직이기를 싫어하다 보니 비만을 숙명처럼 안고 사는 이들이 적지 않다. 그나마 다행인 것은 처음은 어렵지만 시작하면 또 끈기 있게 이어 나가는 힘이 남다른 이들이 태음인들이라는 것.

결국 무슨 일이든 그 첫발을 어떻게 디디냐가 가장 중요한 체질이 태음인인데 이때는 주변과 가족들의 도움이 좀 필요하다. 적극적으로 권유하고, 같이하고, 격려하며 일단 운동의 길로 들어서도록 독려해 보자. 그렇게만 하면 어느 순간 권유한 이들보다 더 열심히 운동하는 태음인을 볼 수 있을 것이다.

또 하나 짚어 볼 부분은 태음인의 천식이 기관지와 폐 문제인지 심장 문제인지를 잘 감별해야 한다는 것이다. 간혹 양방에서 무조건 숨이 차다는 증세만으로 천식 진단을 내릴 때가 있는데 뒤에 문제가 생기고 보면 꼭 심장 문제로 밝혀지는 경우가 허다하다. 그리고 그 원인은 대체로 이 태음인들의 체질적 특성에 기인하는 것이다.

예전에 '비행기'라는 노래를 부른 혼성 힙합 그룹 '거북이'의 '터틀맨'이라는 가수가 있었는데 이 가수가 갑자기 사망한 일이 있다. 그는 바로 전형적인 태음인으로 이런 비만과 심장 문제로 고생하다 갑작스럽게 죽음을 맞게 된 대표적인 사례의 하나다. 이와 유사한 체형, 체질의 태음인들은 반드시 술, 담배를 줄이고 운동과 식이요법에 돌입해야 한다.

잊지 말자. 태음인은 중풍과 심장마비 그리고 급사의 어둠에 가장 많이 노출돼 있는 고위험군이다. 만약 그 위험을 벗어나고 싶다면? 지금 당장 일어나서 움직이자. 그리고 운동화를 신고 나가는 것이다. 내일부터? 아니! 지금 당장이다.

3. 10년을 괴롭힌 소음인의 위장질환(소음인 위염)

체질을 진단할 때 외형만으로 진단하는 것은 오판이 나올 수 있어 늘 조심해야 하는데 그런데도 외형만으로 어느정도 판단이 가능한 두 체질이 있는데 태양인과 소음인이다. 물론 다른 체질에 비해 상대적으로 그렇다는 것이다. 특히 소음인 남성은 한눈에 봐도 특징이 바로 보이는데 이것은 소음인이 가지는 성격적 특성과 신대비소라는 체질적 장부 특성으로 인한 외모의 특이점 때문이다.

사상체질의 성정의 측면에서 나눌 때 간혹 태양인은 '남성 중의 남성'으로 분류되는 반면, 소음인은 '여성 중의 여성'으로 특징짓는데. 이것은 목과 어깨 등 상체로 뻗는 기운이 강한 태양인의 실제 특성에 따라 밖으로 발산하는 기운이 상대적으로 선명하고 서있는 모습이 틈이 없고 꼿꼿하지만 소음인은 안으로 침잠하는 기운이 강하면서 성격적으로 불안정지심(不安定之心)이 많아 체형도 발산하는 체형이 아니라 수렴하는 체형에 가깝다는 것이다. 이러다 보니 소음인 남성들의 경우 조금 여성적 부드러움이 강하고 뼈대도 다른 체질에 비해 조금 작은 느낌을 주게 된다.

물론 소음인은 하체가 발달해 엉덩이나 다리근육이 좋고 상체에 비해 하체의 뼈대는 튼튼한 느낌을 주지만 사상체질로 분류한 남성들의 체형 중에선 조금 작고 왜소한 느낌을 주는 것이 사실이긴 하다. 고희를 넘기신 이진구 어르신이 바로 그런 전형적인 소음인이었다.

내원 당시, 소화불량으로 가슴이 답답하고 속 쓰림과 목 이물감, 더부룩함, 입맛 없음 등등 거의 모든 소화기 질환의 특성을 모두 토로할 만큼 힘들어하던 어르신은 이런 소화불량이 무려 10년 이상 이어졌다고 밝혔다. 덕분에 163cm 키에 몸무게는 53kg. 평생 몸무게 60kg를 넘어 본 적이 없었다고. 그래도 좀 제대로 먹고 제대로 소화를 시켜 봤으면 소원이 없겠다는 생각에 6개월 넘게 다른 한의원에서 이러저러한 약을 처방받아 복용했지만 아무 효과를 보지 못했다고 한다. 결국 공진단으로 기력이나 보해 보겠다는 생각에 우연히 들른 곳이 제중한의원.

그러나 진맥 결과 공진단으로 해결될 수 있는 상황이 아니었다. 오히려 당장 급한 것은 위장질환을 다스리는 것이었다. 그래서 처방한 것이 '곽향정기산'.

일단 일주일분만 처방했다. 그리고 기적은 정말 기적처럼 일어났다.

"아니, 체질 치료라는 게 이렇게 신기한 거군요? 내가 왜 이

걸 모르고 살았지? 선생님, 속이 너무 편합니다."

10년의 고통이 단 일주일 만에 정말로 사라진 것이다. 10년간 먹고 싶은 것을 못 먹고, 식욕대로 맘껏 먹으면 바로 힘들어 며칠을 고생하고 그렇게 천형처럼 안고 살던 온갖 소화불량 증세가 정말로 깨끗해진 것이다. 물론 소음인이었던 어르신은 그냥 10년이 아니라 이 소화불량 증세를 거의 평생 겪으며 살아왔을 것이다. 다만 젊어서는 어느 정도 그 위장의 '부대낌'을 (사실 소화불량, 위장질환 등등 정확한 용어가 있으나 늘 위가 불편한 사람들은 이 '부대낀다'는 표현이 무엇인지 알 것이다. 그만큼 '이리저리 부딪쳐 시달리는' 느낌을 준다는 것이다) 나름 젊은 체력으로 이겨 낼 수 있었지만 나이가 들며 체력이 떨어지면서 원래 안 좋았던 소화 기능이 더 나빠지는 상황을 맞는 것이다.

어르신은 이후 체질 처방 약을 일주일 더 복용하고 평생 처음으로 살이 찐다고 기분 좋은 후일담을 전해 주셨다.

소음인들은 이렇게 평생 위장과의 한판 싸움을 이어 가며 살게 된다. 계속 말하듯이 이것은 타고난 장부의 특성 때문이다. 신대비소. 하체의 비뇨생식기를 포함한 신장 기능은 좋은데 비, 위가 허하다 보니 늘 소화에 불편을 겪는 것이다. 여기에 더해 성격적으로도 꼼꼼하고 조금은 소심한 부분도 있어서 항상 걱정이 끊이지 않으니 이것이 다시 소화불량으로 이어지는 것이다. 실제로 위장은 단순히 음식을 받아서 소화하는 기능만

하는 기관이 아니고 가장 민감하게 '느낌'을 받는 장기로 어떤 심리상태로 식사를 하느냐에 따라 소화의 상태가 달라진다.

이런 까닭에 위염, 위암 등 위장질환 환자의 무려 70% 정도가 소음인이라는 보고도 있다. 결국 지나친 예민함과 완벽, 꼼꼼함이 위장을 병들게 할 수도 있다는 말이다.

반면 소양인은 태생적으로 췌장과 위장 기능이 강하게 태어나 웬만해서는 체하는 일이 없다. (여기서 아이러니는 소양인들 역시 만성 위장질환을 겪는 이들이 저지 않다는 것인데. 그 이유는 바로 심화(心火). 마음의 불을 다스리지 못해서 일 때가 많아서다.)

소음인들은 특히 '과식'을 못한다. 덕분에 나온 말이 '조금밥을 먹는다'라는 표현. 식사의 양이 고르지 못하고 아예 먹는 양 자체가 적다는 이 표현은 소음인의 식사를 표현하는 가장 적절한 말일지도 모른다.

그래도 이렇게 '반강제적인' 소식(小食)을 하게 되니 좋은 점도 있다. 일단 위장의 문제만 아니라면 아주 큰 병을 얻는 일은 많지 않다는 것이다. 사실 세상의 여러 병이 너무 지나쳐서, 너무 많이 먹어서 생긴 것들이 많은데 그런 면에서 보면 장수하는 사람 중에 소음인이 많은 것도 일리가 있다.

다만 안심할 수 없는 것은 소음인은 많이 먹어서 오는 대사성 질환보다 스트레스로 인한 병이 더 자주 발생한다는 것이다. 지나친 꼼꼼, 완벽주의, 예민함을 이기도록 특별히 노력해야 하는 이유가 그래서다.

  그리고 조심할 것은 땀이 많이 나는지 잘 살피라는 것. 보통 소음인이 갑작스럽게 땀을 많이 흘리면 무언가 건강에 이상 신호가 왔다는 것이다. 또 설사가 멎지 않고 아랫배가 차가워질 때도 건강의 적신호로 알고 바로 병원을 찾아야 한다.

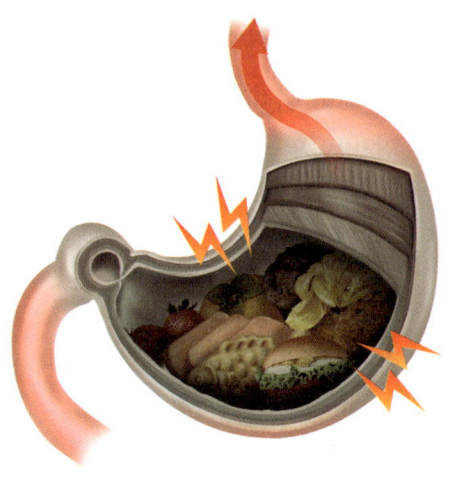

4. 체질별 어지럼증의 이유는 무엇일까?

어지럼증에는 각각의 체질별 여러 원인이 있지만, 소음인의 어지럼증은 대체로 기혈이 부족하고 허약체질로 인해 생기는 경우가 많다. 특히 노인이 될수록 아침에 일어날 때 어지럼증이 생겼다가 조금 진정이 되는 것은 양기가 허하기 때문인데 이 역시 소음인들이 많이 겪는 어지럼증이다. 실제로 노인의 약 50% 이상에서 어지럼증을 호소하며, 75세 이상에서 한의사를 찾게 되는 가장 큰 원인이 어지럼증이라는 보고도 있다.

'동의보감'에서는 이 어지럼증에 대한 자세한 설명을 통해 그 원인과 증세 등을 논하고 있는데 먼저 어지럼증을 '현훈(眩暈)'이라고 표현하는 것이 의미 있다. 여기서 '현(眩)'은 '검다'는 뜻이고, '훈(暈)'은 '빙빙 돈다'는 뜻으로 '검게 돈다', 다시 말해 검게, 깜깜하게, 어둡게 느껴질 만큼 빙빙 돈다는 말이다.

특히 '동의보감'은 이 '현훈(眩暈)'을 그 원인에 따라 모두 여섯 가지로 나누고 있는데, 풍훈(風暈), 열훈(熱暈), 담훈(痰暈), 기훈(氣暈), 허훈(虛暈), 습훈(濕暈)이 그것이다.

먼저 풍훈(風暈)은 풍사 곧, 바람을 받아서 생긴 어지럼증으로 이때는 바람에 낙엽이 흔들리는 것처럼 사람도 바람을 맞아 머리가 어지럽게 된다고 설명하고 있다. 한겨울 찬바람을 맞고 감기에 걸리면 바람이 유독 '따갑고 아프게' 느껴지고 땀이 나며 머리가 아프고 어지러운 것이 이 풍훈의 증세다.

두 번째 열훈(熱暈)은, 일종의 열사병을 생각하면 된다. 여름에 뜨거운 환경에 오래 있다 보면 더위를 먹어 그 뜨거운 열이 머리로 치밀어 어지럼증을 느끼게 되는데 이때 느껴지는 어지러움이 열훈이다. 이 열훈은 소양인이 가장 많이 경험하는 어지럼증이다.

세 번째는 담훈(痰暈)으로, 위장에 습담이 많으면 맑은 기운이 머리로 오르지 못해 구역질과 어지럼증이 나타나는 것을 말한다. 이 담훈 상태에서는 특히 가슴이 두근두근하고 배 속에서 꾸르륵 소리가 나며 어떨 땐 머리가 너무 무거운 느낌에 고개를 들지 못할 때도 있다.

네 번째는 기훈(氣暈)이다. 이 기훈은 심한 스트레스를 받거나 마음의 상처를 입었을 때 그 화의 기운이 몰리고 뭉쳐서 담이 생기고 그것으로 인해 가슴이 답답해지면서 맑은 기운이 머리로 오르지 못할 때 나타나는 어지럼증이다. 간혹 드라마에서 아주 극단적인 스트레스 상황에서 등장인물이 어지럽다고 주변 벽을 짚는 동작이 나올 때가 있는데 바로 그런 상황이 '기훈'의 상황이다. 놀라운 것은 스트레스라는 마음의 병인 이 기훈 증세가 심해지면 눈썹 주변의 뼈가 아파서 눈을 뜰 수 없는 지경에 이르기도 한다는 것이다.

 다섯 번째는 허훈(虛暈)으로, 기운이 허약해지거나 피를 너무 많이 흘렸을 때 나타나는 어지럼증이다. 특히 이 허훈은 기력이 쇠한 노인이나 소음인들이 가장 많이 보이는 증세로 일반적으로 어지럼증이라고 하면 이 허훈에 해당하는 경우가 가장 많다.

 마지막은 습훈(濕暈). 비를 많이 맞거나 오랫동안 축축하고 습한 곳에서 생활하다 보면 그 습기가 몸으로 들어가 코가 막히고 목소리까지 탁하고 무거워지면서 어지럼증을 느끼는 것이다. 보통 빗속에 오래 걷거나 햇빛이 잘 들지 않는 곳에서 생활하다 보면 이런 습훈 증세를 보이게 된다. 특별히 이 '습훈'은 태음인들이 많이 경험하는 어지럼증이기도 하다.

 현대의학에서 보는 어지럼증의 원인은 보통 이석증, 전정신경염, 메니에르 증후군 등이 있는데 특히 최근 많이 얘기되는 것이 '메니에르 증후군'이다.

 얼마 전 유명 여배우 한 사람이 이 병에 걸렸다고 해서 장안의 화제가 된 적이 있는 메니에르 증후군은 이 병을 처음으로 설명한 프랑스인 의사 프로스퍼 메니에르(Prosper Ménière)의 이름을 따 처음 '메니에르병'이라 명명되었다. 이 병은 또 '내림프수종'이라고도 불리는데, 내이(內耳) 즉, '속귀' 안에 있는 '내림프관에 액체인 내림프액이 비정상적으로 많아진 상태'가 되어 내림프관이 부어오른 것이다.

결국 이렇게 부어오른 관으로 인해 속귀 기능에 문제가 생기는데 그게 바로 청각과 평형 기능이다. 그 결과, 어지럼증, 현기증, 난청, 귀울림(이명) 등의 증세가 나타나는데 보통은 한쪽 귀에만 생기지만 간혹 두 귀 모두에 나타날 수도 있다. 또 증세가 심해지면 한번 발생한 어지럼증으로 구토와 두통이 나타나고 어지럼증 지속 시간도 20분에서 하루 내내 이어질 수 있어 상당히 심각하게 취급되는 질환이다. 더구나 내림프관에 림프액이 왜 그렇게 많이 생기는지 그 근본적인 원인이 아직 밝혀지지 않고 있어 한의학계에서도 주의 깊게 살펴보는 질환 중 하나다.

그래도 다행히 사상체질의학은 체질별로 이 어지럼증에 대한 원인과 처방을 잘 밝혀 두고 있는데 소음인은 앞서 살폈듯이 전체적으로 기력이 허해서 어지러운 경우가 많고, 소양인은 '화열(火熱)'이 위로 치밀어 올라 갈증과 열이 심해지면서 오는 경우와 혈압환자들처럼 기혈이 뇌로 몰리면서 오는 어지럼증이 일반적이다. 소음인은 특히 기혈이 허(虛)해 빈혈증세도 잘 나타날 수 있으니 평소 관리를 잘해야 한다.

반면 태음인은 탁한 기운이 위로 오르면서 가슴이 두근거리고 울렁울렁 구토감이 생기며 어지러워지는데 이것은 차갑고 습한 기운 때문에 오는 증세다. 태음인은 특히 어지럼증이 나타나면 뇌졸중과 중풍을 염려해야 한다. 다만 이때 단순한 현기증이냐 정말로 '어지럼증'이냐를 구분할 필요가 있는데, 대체로 현기증은 일시적 증세로, 갑자기 앉았다 일어날 때 잠깐씩 생기는 '느낌'인 반면 '어지럼증'은 앞서 말한 것처럼 '현훈(眩暈)' 즉, 깜깜하게 빙빙 도는 것이다. 따라서 중년 이상의 나이에 태음인인 사람들은 이 현기증과 어지럼증을 잘 판단해 만약 어지럼증이라 생각되면 빨리 병원을 찾기 바란다. 중풍의 전조 증상일 수 있기 때문이다.

그러나 체질을 막론하고 기혈부족의 노인성 '허훈', 머리로 열이 올라간 '열훈', 스트레스로 인한 '기훈' 등은 사실 양방에서는 치료하기가 쉽지 않다. 이때는 꼭 한방을 찾기 바란다.

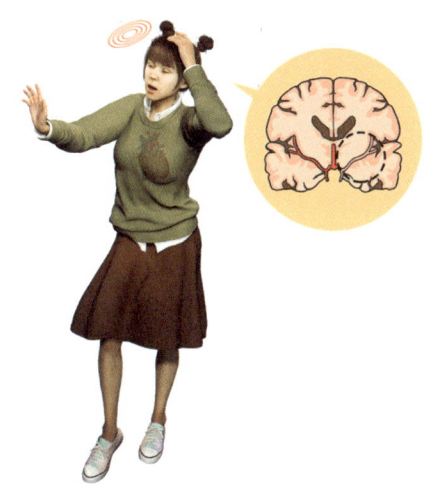

5 태양인 부부의 난임

太陽女 體形 壯實而 肝小脇窄 子宮不足 故 不能生産
以六蓄玩理而 太陽牝牛馬 體形壯實而 亦不能生産者 其理可推
"태양인 여성의 체형은 건장하고 실하나 간국이 작고 옆구리가 좁으며 자궁이 넉넉지 못하기 때문에 애기를 잘 낳지 못한다."
"가축의 관찰을 통해 그 이치를 살펴볼 때, 태양의 암컷 소나 말은 체형이 건장하고 실하나 역시 새끼를 잘 낳는 놈이 적으니 그 이치를 미루어 알 수 있다."

('동의수세보원' 〈사상인변증론〉 중)

체질별 달라지는 몸과 병을 살피는 이번 장에서 태양인은 특별히 '난임'을 다룬다. 그것은 다른 체질의 '난임'과 다르게 태양인만의 독특함과 특별함이 있기 때문이다. 실제로 이제마 선생도 태양인의 난임만은 매우 특별하게 그 특징과 이유를 설명하고 있는데 그것은 현대에 와서도 크게 달라지지 않고 그대로 확인되고 있다.

위 태양인 여성을 진단한 이제마 선생의 설명 중 특히 눈여겨볼 부분은 '간국이 작고 옆구리가 좁으며 자궁이 넉넉지 못하기 때문에'라는 부분이다. 이는 폐대간소(肺大肝小)라는 태양인의 장부적 특징에 기인하는데 특히 간(肝)이 작다는 부분을 주목해야 한다. 실제로 우리 몸에서 '간'은 일종의 에너지 창고 같은 역할을 하는데 여성의 자궁 역시 이 '간'으로부터 활동에 필요한 에너지를 공급받게 된다. 덕분에 간이 크면 자궁도 크고 간이 작으면 자궁도 작게 되는 것이다. 다만 다시 한번 강조하지만 여기서의 '대소(大小)'는 각 장부의 물리적 크기가 아니라 기능의 항진과 저하 측면으로 봐야 한다. 결국 간의 기능이 약하면 그로부터 에너지를 받는 자궁도 따라서 약해질 수밖에 없다는 것이다.

이 태양인과 가장 반대 측면에 있는 이들은 태음인이다. 이들은 임신 측면에서도 역시 태양인과는 가장 반대 특성을 보여 비교적 임신이 잘 되는 체질이다. 말 그대로 간대폐소(肝大肺小) 한 태음인이니 태양인과는 다르게 간의 충실한 에너지를 잘 받을 수 있기 때문이다. 다만 태음인도 난임으로 치료를 받는 케이스들이 간혹 있는데 이때는 몸 안의 습담이 쌓여 아랫배가 차가운 경우가 많아서 그렇다. 이로 인해 배란 장애가 일어나는데 다행히 몇 달만 치료하면 대부분은 건강하게 임신에 성공하는 일이 많다. 그런데 태양인은 조금 힘들다. 착상을 완성시켜야 할 자궁의 기능 자체가 처음부터 약하기 때문이다.

물론 그렇다고 아예 임신이 안 된다는 것은 아니다. 다른 체질에 비해 상대적으로 약하다는 것이다.

그런데도 태양인이 특히 아이를 갖기에 정말 어려운 경우가 있는데 그것은 남녀가 둘 다 태양인일 때다. 원래도 같은 체질의 사람이 아이를 낳으면 그 자녀들은 부모의 강하고 약한 장부들을 그대로 유전 받게 돼 좋은 건강 상태를 유지하기가 쉽지 않다. 예를 들어 엄마 아빠가 모두 태음인일 경우, 아이들도 모두 태음인으로 태어날 가능성이 높은데, 이때 간대폐소의 기능이 다른 태음인보다 더 강하게 태어날 확률이 높다는 것이다. 결국 강한 것은 너무 강하게, 약한 것은 지나치게 약하게 태어난다는 말이다. 이로 인해 서로의 부족함을 채워 줄 수 있는 체질들끼리 만나는 것이 좋은데 태양인과 태음인, 소양인과 소음인 등으로 만나는 것이 사실은 2세의 건강을 위해서 최상이긴 하다.

태어나는 아이들의 건강도 이럴진대 아예 태양인과 태양인의 만남은 임신 단계에서부터 어려움에 봉착하는 것이다. 태양인 여성의 자궁과 난소 기능이 체질적으로 약한 것처럼 태양인 남성은 '정(精)'의 기운이 약하다. 이것은 간의 영향을 받는 생식기 '신(腎)'이 허(虛)하기 때문이다. 또 심리적 기운이나 체내 기운도 아래로 내려가기보단 위로 뻗치는 힘이 강해서 더욱 그렇다.

이런 이유에서인지 전체 인구 중 태양인이 차지하는 비중이 가장 적다. 이제마 선생은 살아생전 각각의 체질별 인구수를 태음인〉소양인〉소음인〉태양인으로 분류했는데 현대에 와서는 이 양상이 조금 달라진 듯하다. 특히 여러 연구에선 현대인의 사상체질 분포 중 소양인을 맨 앞에 놓는 경우들이 있는데 제중한의원의 임상경험에서 보면 사실 소음인이 가장 많았다.

소음인〉태음인〉소양인〉태양인의 분포가 그것. 다만 소음인의 찬 성질로 인해 해열제와 항생제 부작용이 상대적으로 심하다 보니 한방을 선호하는 비율이 높았던 것이 아닐까 조심스럽게 예측해 볼 뿐이다.

그런데도 태양인은 여전히 가장 낮은 분포를 보인다. 학자들에 따라서는 태양인의 난임률이 높은 것이 이렇게 계속해서 낮은 분포를 만드는 것이라는 해석을 내놓고 있기도 하다.

그러나 태양인들에게도 희망은 있다. 이런 분포와 결과는 어디까지나 상대적이라는 것. 특히 이제마 선생의 진단은 평균 10명씩 아이를 낳던 시대의 결과일 뿐 요즘처럼 1명 2명 아이를 낳는 시대의 분석과는 조금 다를 수 있다. 다만 다른 체질보다 조금 더 노력은 해야 한다. 특히 태양인 여성은 자궁을 따뜻하게 하는 데 더 많이 힘써야 한다. 원래 몸의 기운은 따뜻하나 자궁 온도는 차가우니 이 온도를 높이는 데 애써야 한다. 무엇보다 아랫배가 차면 자연유산의 위험이 높아질 수 있으니 더욱 조심해야 한다. 또 정신적으로도 위로 솟구치는 기운이 강하니 마음을 조금 아래로 내리고 심신을 편안하게 하는 명상 등을 생활화하는 것이 좋다.

  태양인 남성은 너무 지나치게 의식적 활동만 고집하지 말고 조금 여유롭게 생각하는 습관을 들이고 특히 하체 운동에 힘써야 한다. 태양인은 소양인처럼 원래도 하체 기운이 약한 만큼 주기적으로 하반신을 튼튼히 하는 운동을 해 보자. 이때 지면을 발로 밀면서 올라가는 '런지(lunge)', '스쿼트(squat)' 등이나 사이클이 좋은 선택이 될 것이다. 물론 요가, 명상을 같이 하면 더욱 좋다.

6 소음인의 생리를 멈춘 스테로이드제(소음인 주부습진)

　요즘처럼 피부과가 흔하고 가까워진 시대도 드물 것이다. 간단한 피부질환부터 온갖 미용시술까지 피부과를 찾는 사람들은 점점 더 깨끗하고 아름다운 피부를 갖기 위해 부지런히 피부과를 드나든다. 그런데 이 발걸음이 많아질수록 심심찮게 들려오는 소리가 있다.
　"어머, 생리가 끊겼어요!"
　"저는 한 달에 두 번 생리했어요."
　"저는 한 달 내내 하혈해요."
　이게 무슨 소릴까? 피부과와 생리불순?
　하정은 씨도 그랬다. 몇 년간 주부습진을 달고 살던 그녀는 가렵고 붉게 발진이 올라오는 손 때문에 불편함이 이만저만이 아니었다. 특히 물에 닿기라도 하면 쓰리고 아프고 조금만 건드려도 각질까지 올라와 늘 거북등처럼 갈라지는 것이다. 이 때문에 어디서 손을 내보이기도 부끄러울 정도였다. 그나마 피부과에서 연고를 받아 와 바르면 조금 낫다가 다시 도지는 지긋지긋한 주부습진.

결국 바르는 연고만으로는 안 되겠다 싶어 아예 피부과 약을 처방받아 먹었다. 약을 먹고 바르니 오, 이제 좀 낫는 것 같다, 손이 매끄럽게 변해 가는 것 같아 기분 좋은 찰나. 어, 왜지? 생리가 끊겼다. 처음엔 무슨 이유인지 몰라 손가락으로 배란일을 헤아려 보고, 그것도 아닌 것 같아 고개를 갸우뚱하다 혹시 갱년기? 아니 벌써? 소스라치게 놀라고. 그렇게 며칠을 헤매다 아, 이게 스테로이드 부작용이구나, 새삼 알게 돼 헐레벌떡 한의원으로 뛰어온 것이다.

최근 들어 이 스테로이드 부작용이 심심찮게 언론에 보도되고 있으며 여성의 생리 주기를 변화시킨다는 환자들의 경험이 계속 이어지고 있다.

알레르기성 피부질환, 염증성 피부질환 등에 탁월한 효과를 발휘하는 것으로 알려진 스테로이드 제품들. 바르는 연고와 먹는 약은 증상을 완화시키고 빠르게 피부를 회복시키는 효능으로 거의 모든 피부과에서 처방되고 있는 약제다. 다만 장기간 과도하게 사용하면 하정은 환자처럼 여성의 생리 주기를 변화시킬 만큼 커다란 호르몬 변화를 가져온다는 것이 문제다. 실제로 얼마 전엔 얼굴을 작고 갸름하게 만든다는 '윤곽 주사'의 부작용이 대대적으로 언론에 보도되었는데 그 이유도 바로 이 '스테로이드' 때문이었다. 당시 해당 환자는 '윤곽 주사'를 맞고 5일 뒤부터 하혈을 시작했는데 처음엔 생리 주기가 앞당겨진 것으로 알았으나 하혈이 끝나고 난 뒤 단 3일 만에 또 생리를 시작했다는 것이다. 결국 알고 보니 범인은 피부과의 '스테로이드'가 들어간 약이었다.

이외도 비슷한 사례는 적지 않아서 스테로이드 성분이 포함된 '지방분해 주사'를 맞은 후 부정 출혈, 하혈, 한 달 내내 생리를 하는 여성들까지 나타나고 있다. 또 한동안 아예 생리가 끊기는 예도 있다. 왜 이럴까?

이유는 스테로이드의 독특한 성분과 기능 때문이다. 이 스테로이드는 우리 몸에서 분비되는 부신피질호르몬과 매우 비슷한 성분으로 항염 작용은 물론 면역조절 작용을 하게 되는데 문제는 과다한 양 또는, 장기간 사용하게 되면 이렇게 비뇨생식기 부분에 문제를 일으킨다는 것이다. 그 결과 남성의 경우엔 성기능장애로 유방이 커지는 등 '여성화 반응'이 나타나고, 여성은 생리불순 상태를 불러오는 것이다.

이런 위험성에도 불구하고 피부과 등에서 거의 만병통치약처럼 스테로이드가 처방되고 있는 것은 사실 의학계 전체가 고민해 봐야 할 부분이긴 하다.

어쨌든 스테로이드 사용으로 문제가 나타나면 그 즉시 사용을 중지해야 한다. 하지만 중지하고도 호르몬이 다시 안정되기까지 일정 기간이 필요하다는 것 또, 때에 따라서는 몇 개월이 지나 겨우 안정돼 다시 이전의 생리 주기를 회복하는 사람들도 있다는 것을 기억해야 한다.

하정은 씨의 케이스에서 특히 눈여겨볼 또 하나의 부분은 그녀가 소음인이었다는 것이다. 소음인은 기본적으로 '신(腎)'의 기능이 강해서 자궁을 포함한 생식기 전반의 활동이 좋은 편인데 그런 소음인조차도 이렇게 생리가 끊기고 호르몬 교란이 올 정도였으니 스테로이드라는 약제가 얼마나 위험하고 무서운지를 알 수 있다.

스테로이드는 특히 천식 환자들의 흡입기에서도 많이 사용되는데 혹시라도 임신을 계획하는 여성들이 있다면 가능하면 이 부분만큼은 양방이 아닌 한방을 찾아 일단 천식을 잘 치료하고 임신을 준비해 보기 바란다.

이제마 선생의 고향 함경도 출신으로 북한 사투리를 구사하던 하정은 씨에게는 먼저 8체질침을 놓고 이어 '황기계지부자탕'을 처방했다. 물론 생리 주기는 다시 잘 시작되었고 주부습진도 치료할 수 있었다.

7 | 감기만 오면 편도가 붓는 소양인 아이

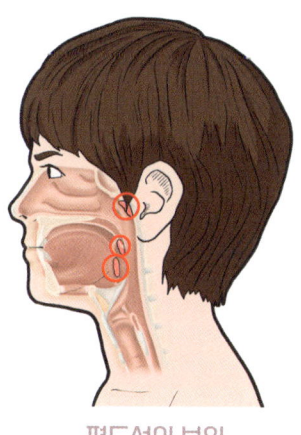

편도선의 부위

상체가 발달한 소양인은 환절기에 찬 바람을 쐬면 상체로 열이 오르기 시작한다. 덕분에 기관지나 편도선에 먼저 영향을 받아 대부분의 감기 증상을 이렇게 '목이 아프다'로 시작한다. 특히 감기의 진행 속도도 빨라 곧바로 몸살로 이어질 때가 많으며 한번 감기에 걸렸다 하면 고열에 시달리고 아이들의 경우 열로 인한 경기가 일어나기도 한다. 또 편도염 외에도 인후염,

중이염 등 목과 목 위로 각종 염증성 질환이 일어나는데 이 모든 것들은 체질적으로 머리 쪽에 뜨거운 '화(火)'의 기운이 몰리기 때문이다.

특히 소양인 아이들은 활동적이고 외향적인 성격처럼 병을 앓는 것도 매우 '극적'으로 다양한 양태로 변하게 되는데 이것은 평소의 성격이 '빨리빨리'에 익숙한 소양인답게 그 병리적 특성도 따라가는 것이라 보인다. 어떤 글에서는 감기에 걸린 소양인의 이 심리상태를 두고 사람의 일생 중 나이로 보면 마치 장년, 집안으로 치면 한 가정의 아버지와 같은 성격이라고 말한다. 다시 말해 감기와 같은 병에 걸리면 소양인은 유난히 빨리 낫기를 바라고 마음이 급해진다는 것인데 이 말은 이제마 선생의 표현을 빌리자면 '번조(煩躁)' 즉, 조바심이 난다는 말이다. 마치 아파서 자리에 누운 아버지가 자식들과 가족의 생계를 걱정해 마음이 급해지고 안절부절 가만히 있지를 못한 상태와 같다는 것. 이런 특성은 아이들일수록 더 심해서 감기에 걸리면 몸과 마음이 답답해 손발을 이리저리 가만히 두지 못하는 아이들은 대체로 소양인이라는 얘기도 있다.

문제는 마음으로 이렇게 조바심을 낼수록 병은 더 급하게 진행되고 쉽게 낫지 않는다는 것이다. 소양인 아이들이 다른 체질보다 염증도 잘 생기고 유난히 더 고열에 쉽게 빠지며, 비염을 앓아도 맑은 콧물이 흐르는 것이 아니고 누런 콧물이 막혀 결국 축농증 증세로 나아가는 것도 이런 이유에서다. 그뿐만 아니라 소양인 아이들은 이 급하게 위로 열이 오르는 체질과 성격 때문에 피부발진이나 아토피 피부염 같은 가려움 증상도 많이 생길 수 있어 늘 마음을 편안히, 천천히 하는 습관을 갖도록 노력해야 한다.

이제마 선생은 소양인의 감기에서 또한 두통 증세를 가볍게 보지 말라고 경고하고 있는데 그 말씀을 잠깐 경청해 보자.

"소양인은 화열(火熱)이 증후를 일으키기 때문에 변동이 매우 빨라 초기 증후라도 가볍고 쉽게 보지 말아야 한다. 무릇 소양인은 표병(表病)에 두통이 있거나 이병(裏病)에 변비가 있으면 이미 중병의 상태에 있는 것이다." ('동의수세보원' 〈비수한표한병론〉)

특히 여기서 '화열'이라는 것은 당장 감기 등으로 표면에 열이 드러나는 것 외에 심화(心火), 즉, 마음에 맺히는 것이 있고 화가 나는 상황을 같이 말하고 있음에 주목해야 한다. 평소에도 '마음의 불(心火)'이 가슴에서 머리로 올라 편두통, 긴장성 두통 등을 만드는데 감기 증세까지 있게 되면 이 심화(心火) 상태가 더 심각한 두통을 만들 수 있다는 말이다. 따라서 소양인의 두통은 단순한 증세 하나 이상으로 취급해야 한다는 것이다.

실제로 소양인들이 감기에 걸리면 편도선이 붓는 것 외에 꼭 두통 증세를 같이 호소하는데 이때는 희한하게 양방의 진통제조차 별 효과가 없어 더 힘들어하는 경우가 많다. 여기서 다시 생각해 볼 부분은 이 소양인이 '아이'라는 것.

어른과 다르게 아이들은 자기를 충분한 언어로 표현하거나 자기감정을 전면적으로 전달하기가 힘든데 하필이면 소양인 아이들은 그렇게 감정을 다 표현하기가 힘들 때 이런 심화(心火) 상태에 빠진다는 것이다. 따라서 소양인 아이들이 특별히 다른 징후 없이 계속 두통을 호소하거나, 감기 증세로 유난히 더 크게 머리가 아프다 호소하고 편도선이 붓고 인후염이 오는 상황이 되면 일단 아이의 마음속 '불(火)'의 근원이 무엇인지 먼저 살펴볼 수 있어야 한다. 부모들의 마음의 눈이 환히 떠져야 할 때가 바로 이때라는 것이다.

다만 여기서 한 가지 명심할 것!

아이가 소양인이라면 부모 둘 중 한 사람 이상은 소양인일 가능성이 크다. 이 말은 때때로 '마음의 불(心火)'로 애면글면 고생하는 그 심리상태가 부모에게도 똑같이 있을 것이라는 얘기다. 또 소양인의 특성 중 가장 많이 보이는 조급함, '빨리빨리'의 성정도 아이와 똑같이 가지고 있을 가능성이 크다. 바로 이런 성격으로 그대로 아이에게 질문하고 밀어붙이지 말자는 것. 그러니 엄마든 아빠든 먼저 본인의 마음속 불을 끄고 편안한 상태에서 아이의 마음속 고통이 어디서 왔는지 천천히 얘기를 진행해 보자. 이때 아이 앞에는 구수한 보리차 한 잔을 놓고 아빠 엄마의 앞에는 시원한 녹차 한 잔을 두고 시작해 보는 것이다.

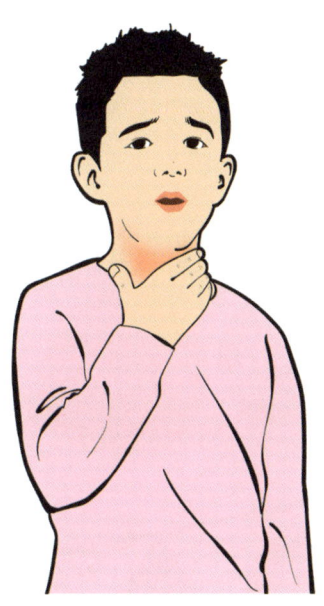

* 체질별 많이 나타나는 질환

모든 체질이 모든 병을 다 앓을 수 있으나 각각의 체질별로 조금 더 많이 나타나는 병이 있다.

태음인

중풍, 심장병, 지방간, 간암, 간경화, 비염, 기침 등 호흡기 문제와 간, 심혈관 질환

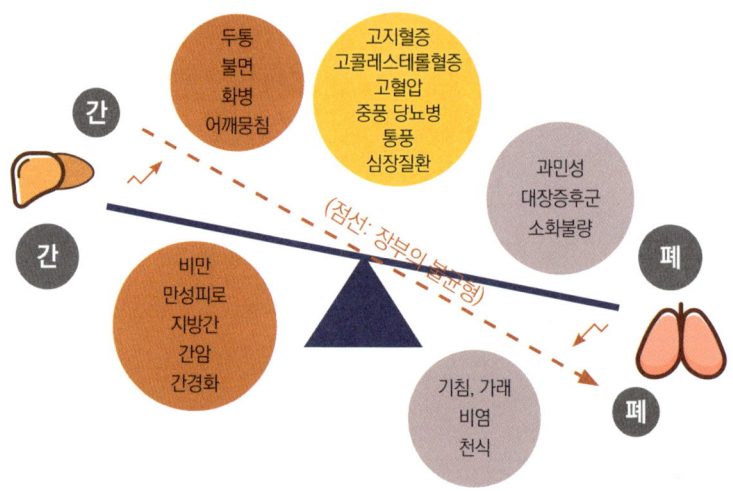

(태음인 장부의 불균형으로 인한 질병)

소음인

목이물감, 위염, 위암, 장염, 공황장애, 불면증, 두통, 어지럼증, 수족냉증 등 소화기와 정신과적 문제, 혈액순환 질환

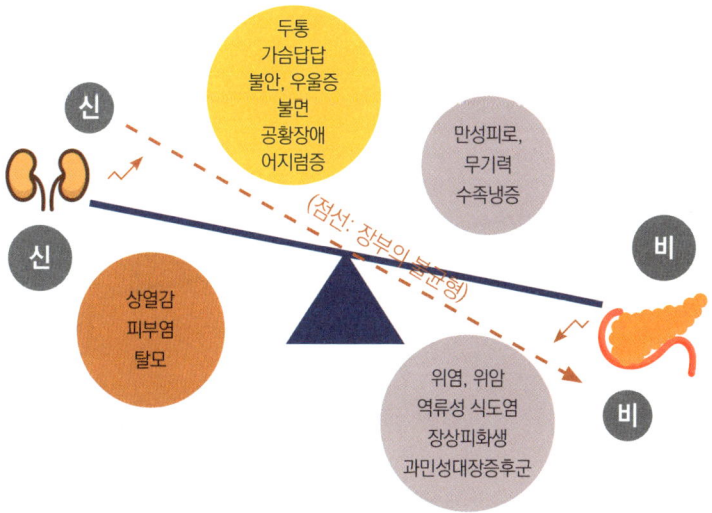

(소음인 장부의 불균형으로 인한 질병)

태양인

역류성 식도염, 요통, 무릎통증, 난임, 위 식도 관련 질환, 근골격계통의 문제

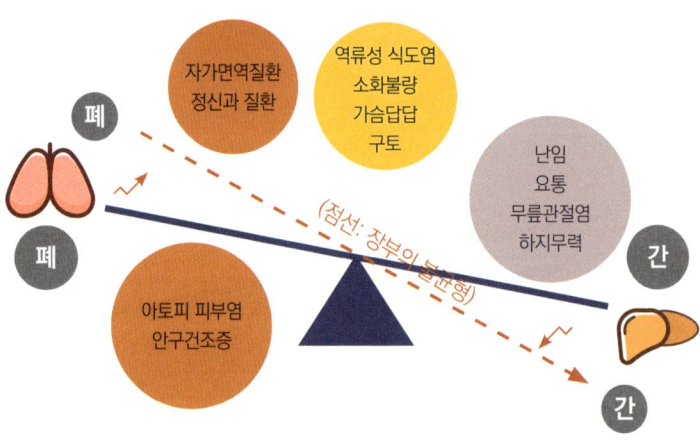

(태양인 장부의 불균형으로 인한 질병)

소양인

피부병, 구내염, 당뇨병, 건망증, 방광염, 전립선비대 등 몸의 여러 염증성 질환과 췌장, 방광, 신장 계통의 질환

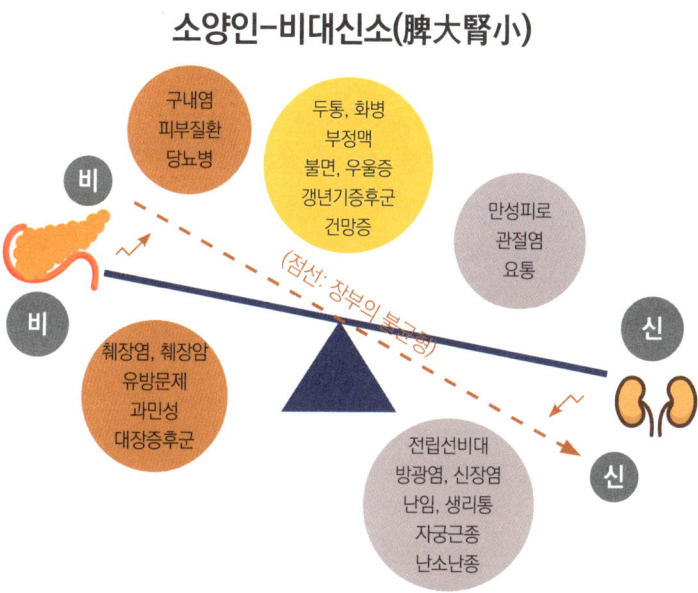

(소양인 장부의 불균형으로 인한 질병)

凡人恭敬則益壽 怠慢則減壽
飮食以能忍飢而不貪飽 爲恭敬
衣服以能忍寒而不擇溫 爲恭敬
筋力以能節勞而不便逸 爲恭敬
財物以能忍乏而不苟得 爲恭敬
蓋恭敬則心氣長遠 怠慢則心氣短促
長遠者壽 短促者不壽 裡勢然也

범인공경즉익수 태만즉감수
음식이능인기이불탐포 위공경
의복이능인한이불택온 위공경
근력이능절노이불편일 위공경
재물이능인핍이불구득 위공경
개공경즉심기장원 태만즉심기단촉
장원자수 단촉자불수 이세연야

chapter 6

내 몸을 위해
골라 보는 정보
Dust Worst Best

무릇 사람이 공경하면 수명이 늘어나고 태만하면 수명이 줄어든다. 음식은 능히 주림을 참을 정도로 하고 배부름을 탐하지 않는 것이 공경이 되고, 의복은 능히 추위를 참을 정도로 하고 따뜻한 것을 택하지 않는 것이 공경이 되며, 근력은 능히 과로하지 않을 정도로 하고 안일하게 편안해하지 않는 것이 공경이 되고, 재물은 능히 궁핍함을 참을 정도로 하고 구차하게 얻으려 하지 않는 것이 공경이 된다. 대개 공경하면 심기가 길고 멀리 가고 태만하면 심기가 짧고 급하다. 길고 멀리 가는 사람은 오래 살고 짧고 급한 사람은 오래 살지 못하니, 이치의 형세가 그러하다.

(동의수세보원사상초본권. 병변 제1통)

(특별히 이 장은 인터넷 시대 여기저기 먼지처럼 떠도는 의학 정보 중 옳은 것과 그른 것을 함께 살펴본다.)

1 감기약에 대한 불편한 진실

이 책의 처음에서 얘기했던 그 감기약으로 다시 돌아왔다. 세 살의 어린아이가 몇 날 며칠 기침을 해도 낫지 않아 결국 찾아간 대학병원. 병원이 처방해 준 무시무시한 9가지의 감기약. 크기도 색깔도 다른 그 9가지의 약을 손안에 펼쳐 놓고 이게 뭔가 한참을 망연히 앉아 있었던 그때.

그리고 벌써 17년이 흘렀다.

자, 그렇다면 이제 우리의 감기약은 안전해졌는가? 우리의 감기약은 과연 적절한가? 우리의 감기약은 정말 괜찮아졌는가?

2008년 EBS에서는 감기를 주제로 1부, 2부 다큐멘터리를 방송했다. 미국과 영국, 독일 등 유럽의 몇 개 나라를 동시 취재해 한국의 감기약 처방과 무엇이 다른지, 왜 이렇게 한국의 병원에서는 많은 양의 감기약을 처방하는지, 그 위험성은 무엇인지 꼼꼼히 비교하며 알려 주는 방송이었다.

여기서 실험에 나선 20대의 남성은 먼저 한국의 몇 개 병원을 찾아 자신의 증상을 말한다.

"3일 전부터 기침과 열이 약간 나고 맑은 가래와 콧물이 나오며…."

이렇게 통상 우리가 감기에 걸리면 생기는 대략의 증상을 설명한다. 그리고 얻은 처방전에는 적게는 5개에서 많게는 10개의 약들이 빼곡히 적힌다. 해열제, 항히스타민제, 진통소염제, 진해거담제, 항생제, 소화제…. 마치 거의 모든 종류의 양약들을 '일단 맛을 보세요' 하는 식으로 처방해 주는 것이다. 물론 이것은 20대 성인 남성만이 아니라 우리 집의 어린 3살 아이에게도 똑같이 처방된 바로 그런 약들이었다.

취재진은 이번에는 이와 똑같은 상황을 준비해 미국, 독일, 영국, 네덜란드 등에서 실험해 본다. 그렇게 해서 얻은 이들 국가의 처방전은?

없다. 정말로 처방전이 없다.

실험 대상인 미국과 유럽의 그 어느 병원에서도 처방전은 '없다'. 왜 처방전을 주지 않느냐? 왜 약을 주지 않습니까? 해당 의사들에게 질문하자 그들에게서 돌아오는 답은 하나,

"약이란 것은 신장이나 간 같은 다른 장기에도 영향을 줄 수 있기에 복용 후 단점보다 장점이 많을 때만 환자에게 투여해야 합니다."

방송에서 독일의 어느 의사는 좀 더 정확히 다시 말해 준다.

"간이나 장 같은 신체 기관에서 볼 때 약물은 해독하고 소화시켜야 하는 대상입니다. 따라서 불필요한 약 처방은 오히려

이러한 소화기관에 부담을 줄 수 있습니다. 젊었을 때는 몸이 어느 정도 소화를 해내겠지만 감기에 이러한 과다 치료가 계속된다면 몸이 스스로 회복되거나 강해지려는 움직임을 오히려 방해하게 됩니다."

특히 조심해야 할 것은 항생제. 해당 방송에서도 말하고 있지만 '감기는 바이러스'가 원인이고 '항생제는 살균작용'을 하는 물질인데 바이러스에 의한 감기에 항생제를 처방하고 있다는 것은 모두가 두렵게 생각해야 할 부분이다. 물론 항생제가 2차 감염을 예방하는 역할을 하는 것도 무시할 수 없지만 우리나라의 항생제 처방은 사실 좀 과도한 측면이 있다.

또 하나는 감기약에 포함되는 소화제. 대부분의 한국 병원에서는 감기약에 이 소화제를 포함한다. 그러나 이것은 많은 감기약에 의한 위장의 부담을 덜어 주고자 처방한 것일 뿐 실제 감기 증상을 완화하는 것과는 아무 상관이 없다.

실제로 이 다큐멘터리에 등장하는 모든 미국과 유럽의 의사들 그리고 약사들은 한결같이 감기약에 들어가는 항생제와 소화제에 대해 놀라며 의문을 표시했다. 그들에게 한국에서 처방되는 근 10가지에 달하는 약을 보여 주자 나온 첫마디는 '오 하나님'이었다.

"Oh my godness!"

또 어떤 의사는 한국의 통상적 감기 처방 약을 보자 거듭해서 이렇게 말한다.

"It's too much." "너무 많네요."

심지어 영국의 약사는 "이것이 정말 하루에 복용하는 약인가요?" 묻기까지 한다.

그렇다면 왜 이렇게 과다하게 감기약이 처방되고 있을까? 다큐멘터리가 방송되던 시점에서 조사한 2007년 기준 한국의 암 환자에게 소요된 총비용은 입원까지 포함해 모두 1조 6,048억 원. 그런데 놀랍게도 감기는 단지 외래 환자만으로 총 2조 5,831억 원이다.

상업의 논리가 국민의 건강권을 훨씬 뛰어넘어 오히려 건강을 삼키고 있는 지경인 것이다.

더 심각한 것은 감기약을 처방하는 일부 의사들이 개별 약물들의 상호작용에 의한 부작용, 문제 등을 면밀하게 고민하고 처방하는 일이 거의 없다는 것이다. 물론 몇몇 병원에서는 환자와의 대화를 통해 충돌하는 약물이 없도록 처방하는 의사들이 있을 수 있지만 감기로 찾아가는 대부분의 동네 일부 의원들에서는 이런 고민 없이 무려 열 종류에 가까운 약들이 마구 처방되고 있다는 것이 정말 심각한 문제다.

그런데 이렇게 과도한 처방은 사실 감기만이 아니고 정형외과 약만 해도 최소 5개, 내과 약은 평균 4개, 정신과 약은 3개 등 양방의 여러 분야에서 빈번하게 이루어지고 있는 일이기도 하다. 문제는 이런 관행에 익숙해진 환자들이 아예 여러 개의 약이 처방되어야만 일종의 심리적 안정감을 느낀다는 것이다.

실제로 어느 교수의 연구에 의하면 한국인들은 평균 4개 이상의 약이 처방되어야만 '안심'한다는 얘기도 있다.

그러나 기억하자. 감기는 다큐멘터리에서 전하고 있는 것처럼 보통은 3~4일, 길어야 일주일이면 스스로 회복할 수 있는 그저 바이러스 감염일 뿐이다. 물론 3주 이상 증세가 이어질 때는 병원을 찾아 적절한 조치를 받아야 한다. 그러나 거의 모든 감기는 몸을 따뜻하게 하고 잘 먹고 잘 쉬면 대부분 저절로 낫는다. 이제 가능하면 감기약은 좀 끊어 보자. 당신의 몸이 스스로 싸워 이길 수 있도록 기회를 주자.

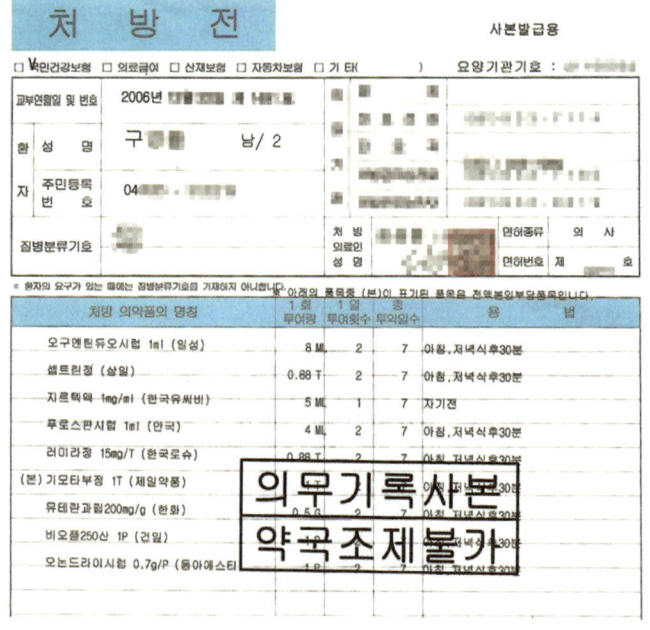

2 마음의 병, 폐암

20여 년 환자들을 만나며 정말 많은 암 환자들을 보았다. 특히 제중한의원은 폐와 기관지에 특화된 치료가 많다 보니 폐암 환자들 또는 암으로 진행하기 바로 직전의 환자들을 많이 만났다. 이들 중 상당수는 나쁜 공기, 오랜 흡연 등으로 발병한 경우가 많았으나 그런 외부적 요인이 없는데도 폐암에 걸리는 사람들 상당수에는 하나의 공통점이 있었다.

가족관계 불화였다(그것도 유산, 돈과 관련된 일이 많았다). 부모와 자식 간이든, 부부간이든, 형제간이든 꼭 깊게 상처를 주고받은 흔적이 있다는 것. 그런데 이 상처의 내용이 그냥 '화, 분노'에서 그치는 것이 아니라 '슬픔'의 감정이었다는 것이다. 다만 이런 슬픔 속에서도 사람들은 자기감정의 깊은 상태를 정확히 모르는 경우가 많았다. 특히 '스트레스 자율신경 검사(HRV)'상 지수가 높게 나오고 맥상도 '현긴맥(팽팽한 긴장)'으로 나와 이미 상당한 수준의 스트레스 상태에 있음을 알 수 있는데도 특별한 스트레스가 없다고 말하는 것이다. 그렇게 내면화된 슬픔. 무의식 깊이 저장된 스트레스가 자신의 오늘의 이 병을 만들었는데도 말이다.

이제마 선생은 '동의수세보원' 〈성명론〉에서 이 부분을 이렇게 말하고 있다.

"肺惡惡聲(폐오악성) 脾惡惡色(비오악색) 肝惡惡臭(간오악취) 腎惡惡味(신오악미)"

(폐는 나쁜 소리를 싫어하고 비는 나쁜 빛을 싫어하고 간은 나쁜 냄새를 싫어하고 신은 나쁜 맛을 싫어한다.)

이 가운데 '肺惡惡聲(폐오악성)'에 대해 동의수세보원을 해설한 최희석 박사는 이렇게 덧붙인다.

"폐장(肺臟)은 상초의 장부로서 천기를 받아들이며 우주와 인간, 자연의 소리를 듣는다. 그런데 싫은 소리, 나쁜 소리, 상처 주는 소리를 들으면 憂悲傷肺(우비상폐) 한다(걱정과 슬픔이 폐를 손상하게 한다는 것). 예를 들면 악한 기운이 담긴 말(음파, 파동)이 어린아이들의 알레르기 질환을 일으키는 것을 볼 수 있다. 또한 자존심을 상하게 하는 나쁜 말을 통해서 폐기가 약화하고 훼손되어 호흡 기능의 저하, 천식, 의욕 감퇴, 우울증, 폐병 등이 발생하는 것을 임상에서 목격할 수 있다. (특히) 체질 면에서 외부 평가에 민감할 수 있는 체질은 이러한 경향이 더욱더 강하다."

익히 알고 있다가도 이렇게 완벽히 적시된 문장을 만나면 다시 한번 놀라게 된다. 그런데 더 놀라운 것은 그냥 '나쁜 소리'가 아니라 '슬픔을 만드는 소리'들에 폐가 민감하게 반응한다는 것이다. 가족 간의 불화가 폐암을 만들 수 있는 이유가 여기 있다.

사람은 다양한 관계망 속에서 살아가는 사회적 존재다. 이 '관계망'은 근원적으로는 가족으로부터 시작해 성장할수록 점점 확대돼 그 대상과 관계의 깊이가 다양해진다. 다만 바깥의 이 관계망이 아무리 복잡해지고 그물처럼 얽힌다 해도 사람의 장부를 다치게 할 만큼의 슬픔을 만들지는 않는다는 것이다. 물론 일부 가족처럼 가까웠던 어떤 관계가 있다면 그 또한 폐를 다치게 할 만큼의 고통을 만들 수 있지만 기본적으로 '나쁜 소리', '상처 주는 소리'가 '슬픔'으로 연결되기 위해서는 그 관계가 보다 심층적인 '가족'이 최우선일 것이다. 이유는 하나, 가족은 버릴 수도, 포기할 수도 없는 자기의 몸, 그 자체이기 때문이다.

가장 본래적이고 원초적인 것. 결국 분노하고 화내는 단계를 넘어 슬픔으로 치닫는다는 것은 이러지도 저러지도 못하는 심리적 갈등을 내포하고 있다는 것이고 그것은 완전한 해결이 아닌 미완의 봉합으로 남으면서 계속해서 슬픔의 원천으로 '기능'하고 있다는 의미다. 다시 말해 가족일수록 더 맺고 끊는 완전한 관계의 매듭이 만들어지지 못해 그 슬픔이 계속 물처럼 흐르고 공기처럼 영향을 미친다는 말이다.

실제로 진료실에서 만난 어떤 환자는 자식과의 4년간의 연락 두절로 인해 깊은 슬픔과 우울 속에 있다가 결국 폐암 진단을 받았다. 또 70대 후반의 어느 어르신은 금전적 문제로 큰아들과 다툼이 있고 난 뒤 갑자기 원발성 폐암에 걸린 뒤 곧 뇌로까지 전이되는 아픔을 겪게 되었다. 또 50대의 어떤 여성 환자는 유방암 치료 후 5년 동안 아무런 전이도 재발도 없이 건강을 잘 유지하다가 부부간 극심한 싸움과 스트레스로 별거 후 폐암 진단을 받았다. 이런 사례는 너무 많아서 일일이 열거하기가 힘들 정도다.

그리고 보면 TV에 나오는 '나는 자연인이다'라는 프로그램도 생각해 볼 부분이 많다. 대부분의 사람들이 무조건 자연 속으로, 산속으로 가면 당장 건강이 좋아지리라 생각하지만 사실 그렇지 않다. 아무리 좋은 공기를 마시고, 자연의 음식을 먹고, 푸른 산을 보고 산다 해도 그곳에서 여전히 집 걱정, 자식 걱정, 배우자와의 갈등 등을 곱씹고 있다면 그곳은 결코 '자연'의 공간일 수가 없기 때문이다. 사실 '자연(自然)'이라는 것이 무엇인가. 스스로 그러한 것, 어떠한 강제나 타율 없이 넉넉히 스스로 그렇게 흐르는 것, 그게 자연이다. 산도 강도 그렇게 스스로 만들어졌듯이 말이다. 이 때문에 아무리 도시에 살더라도 어떤 부대낌 없이 넉넉히 '그러한' 상태로 주변의 좋은 관계와 함께하고 있다면 그 도시가 곧 '자연'인 것이다.

이 말이 무슨 멀고 먼 하늘 꼭대기 선가(仙家)의 도승 얘기가 아니라 실제 진료 현장에서 늘 느끼는 얘기라는 걸 다시 한번 말하고 싶다. 그만큼 주변인 특히 가족과의 문제로 '폐'를 상하는 이들이 적지 않기 때문이다. 그리고 이것은 옛 성현들의 의

서에서도 계속 강조되고 있는 부분이기도 하다.

중국의 의서 '황제내경'의 〈소문. 거통론〉에는 슬픔이 어떻게 폐를 상하게 하는지 중요한 이야기가 나온다.

悲則氣消(비즉기소)… 悲則心系急(비즉심계급) 肺布葉擧(폐포엽거) 而上焦不通(이상초불통) 營衛不散(영위불산) 熱氣在中(열기재중) 故氣消矣(고기소의)

지나치게 슬퍼하면 기가 소모되고… 슬퍼하면 곧 심장이 급해지고 폐의 포엽이 들리고 이렇게 상초가 통하지 못함으로써 영위(영혈(營血)과 위기(衛氣), 곧 몸에서 만들어지는 혈과 기)가 펼쳐 흩어지지 못하니 열기가 안에 쌓이고 기가 다 소진되는 것이다.

그 외도 동의수세보원 〈의원론〉에는 "희로애락의 편착(집착)이 (곧) 병이 된다"라는 말이 있다. 결국 무엇이든 지나치게 몰두하거나 집착하지 말라는 얘기다.

독자분들 이제 아시겠는가. 슬픔은 이렇게 우리의 폐를 상하게 하는 가장 큰 원인이다. 오늘도 잘 이해하고 사랑하고 대화하고 그렇게 우리의 폐를 잘 보전해 보자.

3 네 부모를 공경하라. 그리하면 이 땅에서 네 생명이 길리라

성경에는 '효도'와 관련한 아주 극단적인 두 구절이 나온다.

"네 부모를 공경하라. 그리하면 너의 하나님 나 여호와가 네게 준 땅에서 네 생명이 길리라" (출애굽기 20:12)

"너는 너의 하나님 여호와의 명한 대로 네 부모를 공경하라 그리하면 너의 하나님 여호와가 네게 준 땅에서 네가 생명이 길고 복을 누리리라" (신명기 5:16)

"부모에게 순종하지 않는 자는 돌로 쳐 죽이라." (신명기 21:18-23)

부모에게 효행을 다하는 이들에게 하나님이 이렇게 장수의 축복을 준다는 내용이다. 반면, 효도를 다하지 못하는 자에 대해서는 매우 무서운 형벌을 요구하고 있다.

먼 먼 구약시대의 특성과 종교적 선민사상을 가족관계에까지 연결해 가부장적 의미를 강조하다 보니 나온 표현일 수 있겠지만 효성스러운 이들이 실제로 장수의 축복을 누린다는 이야기는 동양의 여러 문헌에도 간혹 보인다. 특히 우리나라의 경우는 예로부터 효성을 다한 이들을 기리기 위해 다양한 효행비, '효자 정려문'들을 세우며 그 자손들의 삶이 어떻게 건강하게 이어졌는지 알리기도 했다.

우리나라 생식업계의 대표 기업인 ㈜이룸의 황성주 박사는 의학박사이면서 목사님으로도 유명한데 이분의 글 중 이 효도와 장수의 관계를 밝힌 글이 있다. 잠시 살펴보자.

"부모와의 관계가 원만하면 항상 마음이 든든하다. 인간이 궁지에 몰리면 이른바 회귀본능이 발동한다. 특히 어머니의 존재와 사랑은 어떠한 스트레스라도 이길 힘을 공급한다…. 효성이 지극한 삶이 자기의 몸을 함부로 굴릴 수 없게 한다. 효자는 부모의 충고를 무시하지 않는다. 건강의 차원에서도 노모의 잔소리는 숨겨진 지혜의 응집된 표현이다. 어머니의 존재가 건강의 영향권을 형성하고 있다. 효성이 지극한 자식을 둔 부모는 오래 살 수밖에 없고, 장수하는 부모는 자식의 건강에 선한 영향을 주게 마련이다…. 효자는 항상 부모에게 감사하는 마음으로 살아간다. 풍요롭고 따뜻한 마음으로 부모를 생각할 때마다 생체기능이 활성화되고 감동의 샘인 엔도르핀이 생산된다. 효자는 시간이 갈수록 면역기능이 증대되고 질병이나 스트레스에 대한 저항력이 높아질 수밖에 없다."

조금은 과도한 비약이라 생각할 수도 있으나 이분의 말씀이 상당히 일리 있는 것은 부모와의 좋은 관계가 결국 사람이 외부에서 갖는 스트레스를 이기게 하는 힘의 원천이 될 수 있다는 것이다. 또 부모와 자식 간의 서로를 아끼는 선한 영향이 사람의 면역기능을 증대시킬 수 있다는 것도 충분히 공감되는 부분이다. 부모를 어떻게 보느냐에 따라 자신의 건강(맥)이 달라지게 되는 것이다.

실제로 제중한의원에도 이런 효성스러운 자식들이 간혹 보이는데 기억나는 한 분이 있다. 90세 노모를 모시고 오는 따님이었는데 본인도 이미 60이 넘은 연세에 그 어머니를 모시고 와 매번 침구실까지 부축하고 때마다 좋은 약으로 어머니를 대접하는 모습이 범상치 않았다. 처음 내원했을 때 이 어머니는 소음인으로 소화력이 너무 좋지 않아 몸무게가 겨우 29kg에 불과했으나 따님의 정성과 '향사양위탕'을 드시며 곧 32kg까지 체중이 증가했다.

또 한 분의 어르신과 따님 이야기도 있다. 84세 소음인 김옥분 어르신은 평소 어지럼증이 심해 내원했는데 동행한 따님 역시 이런 효성이 있을까 싶을 만큼 어머니를 모시는 정성이 남달랐다. 꼭 한약을 드셔야 숙면을 한다고 2~3개월에 한 번씩 모셔 와 보약을 짓는다. 특히 정신이 맑지 못하신 어머니를 상대로 조곤조곤 대화를 이어 가는 것을 보면 저절로 빙긋 웃음도 나고 마음이 뜨끈해지는 것이 볼 때마다 그저 기분이 좋아진다.

그런데 한 가지 궁금한 것이 있다. 왜 아들들은 이런 모습이 많지 않을까? 간혹 부모님을 모시고 오는 아들들도 있지만 이렇게 길고 깊게 어머니를 봉양하는 이들은 대부분 딸이 아닌가 싶어서다. 글을 마치며 그저 그것이 조금 궁금해졌다. (이것은 또한 나의 반성문이기도 하다.)

4. 한약은 간을 망가뜨린다? 놉!

"그런데…. 선생님…. 정말 괜찮을까요?"

네? 무슨 말씀인가 궁금해 처방전을 적다 고개를 든다. 무슨?

"아, 한약을 먹으면 간이 안 좋아진다고 해서 그게 늘 좀 마음에 걸려서요."

처음 내원하는 환자들에게 가장 많이 듣는 소리가 이 말일 것이다. 특히 양방에서 치료를 받다 온 환자들의 대부분은 거의 모두 무슨 주문처럼 똑같이 이 말들을 반복한다.

시작은 2003년 국내 독성간염 증례를 수집했다는 어느 보고서에서부터 출발한다.

'식이 유래 독성간염의 진단 및 보고체계 구축을 위한 다기관 예비 연구' (김동준, 한림대, 2003)

해당 보고서는 국내 환자 중 독성간염으로 입원까지 한 환자의 무려 57.9%가 모두 한약과 한약재에 의한 사례였다며 세상을 발칵 뒤집었다. 그런데 함정이 있었다. 한약 처방과 '한약재'를 하나로 묶은 것. 얼핏 똑같은 말 같지만 이것은 양방에서 처방하는 항생제와 그 항생제를 만드는 원료를, 그것도 누구의 처방인지 알 수 없는 '민간'의 개별 사용 케이스를 모두 포함했다는 것과 같은 말이다. 실제로 후에 나온 비판들에 의하면 이 연구의 한계는 뚜렷했다.

그 첫 번째는, 전문가의 처방 없이 민간요법으로 복용하는 경우와 개인적으로 임의 조제해 먹는 경우를 모두 '한약'에 포함한 것이다. 이어 두 번째는, 다른 양약이나 건강기능식품을 동시에 함께 먹은 사람들까지 포함한 것. 세 번째는, 음주 등의 외적 요인에 의한 영향을 전혀 고려하지 않았다는 것이고 마지막은, 한약, 민간요법, 건강식품 등의 용어를 정치(精緻)하게 구분하지 못하고 혼용해 스스로 보고서의 정확도를 떨궜다는 것이다.

이 가운데 해당 연구가 가장 심각했던 것은 '한약 처방'과 '한약재'를 같은 범주에 놓고 연구했다는 것이다. 개인적인 생각이지만 이것은 무지를 넘어 한약의 유용성을 폄훼하려는 일정한 '의도'가 있지 않았을까 생각되는 부분이다. 어떻게 전문가의 '처방'인 '한약'과 그 개별 약재가 동일선상에서 논의될 수 있단 말인가. 이것은 개별 약재 각각이 만나 어떤 상승작용을 일으키는지, 어떤 복합 효과가 나오는지 살펴야 하는, 약리학의 기본을 무시한 매우 위험한 사고가 아닐 수 없다. 당장 수정과 한 잔을 만들어도 그 안에 계피와 생강 설탕 등 몇 개의 재료가 들어가 그 매콤달콤 오묘한 맛을 내는 것인데 어떻게 생강 따로, 계피 따로 먹는 것을 수정과 한 잔 먹은 것과 그 영향이 같다고 말할 수 있냐는 것이다.

그런데 더 심각한 것은 따로 있었다. 보통 '약인성 간 손상'을 연구할 때는 15일을 기점으로 살피는데, 만약 어떤 약을 먹고 15일 이후에 간 손상이 왔다면 그 약물은 간 독성과 직접적 인과관계가 없다고 제외한다는 것이다. 다시 말해 제아무리 의심되는 약물이라도 복용 후 15일이 지나면 일단 연구 대상에서 탈락시킨다는 말이다. 그리고 그것은 너무 당연하다. 쉽게 말해 오늘 항생제를 먹었는데 앞으로 15일 후 간 독성이 나올 수는 없다는 것이다. 나온다면 복용 후 일주일 내 바로 증상이 나올 것이니. 만약 15일 후에 간 독성이 나타났다면 그것은 15일 전 먹은 그 항생제 때문이 아니고 검사일 최소 일주일 전쯤 먹은 다른 약물에 이유가 있을 것이라는 말.

그런데 위 보고서는 자신의 연구에서 이 15일을 무려 90일로 늘려 놓는다. 이게 무슨 말? 특정 약물을 복용하고 15일이 지나 살피는 것도 인과관계가 부족하다고 제외할 판인데 위 연구는 그 인과관계 추적 기간을 무려 90일로 늘렸다는 말이다. 이것을 다시 설명하면 며칠 전 어떤 항생제를 먹고 간 독성을 보인 환자가 병원을 찾았는데 그 항생제라는 분명한 (더 가까운) '원인'을 애써 부정하고 무려 90일 전 먹은 한약 한 첩을 '범인'으로 지목한다는 것이다. 세상에 이보다 억울한 일이 있을까. (여기서 다시 기억해야 할 것은 통상의 약인성 간 손상

연구에서는 15일이 지나기만 해도 그 복용 약물을 조사 대상에서 아예 빼 버린다는 것!)

그런데도 이 보고서는 일파만파로 퍼져 나가고 온 사회를 흔들 만큼 큰 '난리'를 일으킨다. 물론 한의학계 역시 곧바로 반박이 시작됐고 결국 1년 뒤인 2004년 '국립독성연구원 보고서 "식이 유래 독성간염의 진단 및 보고체계 구축을 위한 다기관 예비연구"에 대한 분석 및 고찰'(장인수, 우석대, 2004)이라는 논문이 나온다. 이 논문에서 연구자는 2003년 보고서의 연구 방법의 설계, 증례 수집의 부적절함, 타당도 등에서 심각한 문제를 제기했고 결국 2004년 어느 심포지엄에서 이름하여 '항복 선언'을 받아 낸다.

"증례의 지역적 편중성, 발생 원인의 편중성에 대해서 지역적 선택의 한정을 인정했고, 한약 히스토리 테이킹이 어려웠고 기록 시점 등의 평가 방법에 대해 신뢰성에 문제가 있고 양약과 한약을 다른 척도로 평가했다는 비판을 모두 인정함."

이 '사건'은 이렇게 하나의 해프닝으로 일단락되는 것 같았다. 2003년 그 억울한 '한약은 나빠요' 보고서를 작성한 연구자가 스스로 자신의 오류를 인정하고 자기 연구의 문제를 저렇게 '자아비판'하듯 고백했는데 당연히 매듭이 지어져야 했다. 그런데 15년이 넘는 세월의 오늘까지 해당 보고서의 일부만 인용돼 여전히 주장되고 있다는 것이 실로 안타까운 현실이다. 심지어 양방의 여러 현장에서 여전히 "혹시 한약 드셨어요? 드시지 마세요" 소리가 이어지고 있으니 무슨 이런 절통할 일이 있을까 싶다. 더구나 최근엔 한약을 먹으면 자궁근종이 커진다, 난소에 낭종이 커진다는 등 별별 억울한 이야기들까지 나오고 있어 안타까운 일이 아닐 수 없다. 한 번의 잘못된 보고서와 미디어의 왜곡된 전달의 폐해가 이렇게 큰 것이다.

이 기회에 한약재가 얼마나 안전하게 그리고 엄격한 기준으로 식약처를 통과하는지 다시 한번 강조하고 싶다. 특히 놀라지 마시라. 한약재로 의약품을 만들 때는 이미 그 안전성이 입증되어 있어 임상 1상이 면제된다. 또 유전독성실험, 생식발생독성, 발암성 시험도 면제된다. 이유는 하나! 독성이 없기 때문이다. 그것을 모든 식품의약품안전처에서 이미 보증하고 있다는 것이다.

한방의 한의사로서 감히 말하고 싶다. 한약과 간 독성은 사실상의 인과관계가 없다. 그리고 고백하건대 얼마나 많은 양의사가 자신의 건강상 위기 상황에서 오히려 한약을 선택하고 복용하고 있는지 제발 분명히 알아 주길 바란다.

이제 제발 2003년 그 '엉터리' 보고서는 던져 버리자.

(아니, 이미 던져졌는데 왜 여전히 도돌이표 노래를 부르고 있는가 말이다. ㅠㅠ)

공OO님의 장기간 한약 복용 간 검사 결과

	2019/11/06	2020/05/08	2020/09/18
GGT	15	20	20
ALT	15	23	23
AST	15	36	28

	2021/01/30	2021/07/26	2021/09/06
GGT	18	16	16
ALT	18	31	33
AST	28	28	45

	2021/11/30	2022/01/17	2022/03/21
GGT	14	20	16
ALT	31	34	30
AST	34	34	33

	2022/04/19	2022/05/23	2022/07/22
GGT	13	12	13
ALT	31	29	28
AST	39	31	24

정상범위
GGT 0~66
ALT 0~45
AST 0~40

5 | 체질에 따라 다른 건강지표, 완실무병

 세계보건기구(WHO)에서는 '건강이란 단순히 질병이 없는 상태가 아닌 신체적, 정신적, 사회적으로 완전한 안녕 상태'라고 정의하고 있다. 이 말은 사상체질의학에서도 크게 다르지 않은데 그 이유는 사상체질의학이야말로 몸(장부건강)과 마음(심성학)을 같이 살펴 사람의 체질과 건강을 다루고 있기 때문이다. 현대의학과 건강학이 이 '건강'의 개념을 정립하기 이전에, 130여 년 전 조선 시대에 우리는 현대적 건강의 의미를 이미 찾았다는 것이다. 특히 위 WHO의 '사회적으로 안녕한 상태'라는 말도 사상체질의학에는 이미 담겨 있어 각각의 체질별 '교우, 사무, 거처, 당여' 등의 언어로 정리되어 있다.
 관련하여 이제마 선생의 '동의수세보원' 〈성명론〉을 옮겨 보자.
 "인사(人事)에 넷이 있으니 하나는 거처(居處)이고 둘은 당여(黨與), 셋은 교우(交遇), 넷은 사무(事務)이다."
 다시 말해, 사람의 '일'이라는 것은 일정하게 자리를 잡고 거기서 살아가는 '거처'가 첫 번째고, 두 번째는 마음이 맞는 이들과 무리를 짓고 어울려 함께하는 '당여'고 세 번째는, 사람을 만나고 어울려 일을 도모하는 '교우'며 마지막은 무리 속에서 그 일들을 잘 조직하고 처리하는 '사무'라는 것이다.

이제마 선생은 여기서 한발 더 나아가 사람의 장부 특징과 이 네 가지의 사람의 일, 인사(人事)를 연결 짓는데 그 말씀이 바로 이것. "肺達事務 脾合交遇 肝立黨與 腎定居處".

곧, 폐(肺)는 사무를 수행하고, 비(脾)는 교우를 맺게 하고, 간(肝)은 당여를 형성하며, 신(腎)은 거처를 정한다는 말.

말 그대로 위 각각의 장부가 튼튼한 사람일수록 거기에 해당하는 사람의 일, 사회적 관계, 머물고 자리를 잡는 일들을 더 잘한다는 것이다. 또 그 반대로 이러한 '인사'에 능한 사람일수록 해당 장부들의 건강이 남다를 수 있음을 짐작할 수 있다는 말이기도 하다.

한편으로 이 말을 위 '동의수세보원'을 해설한 최희석 박사의 말씀에 따라 다르게 생각해 보면, "사무에 문제가 생기면 폐 기운에 좋지 않은 영향을 주고, 교우 부분에서 문제가 생기면 비위에, 당여에서 문제가 생기면 간담에, 거처에서 문제가 발생하면 신기능에 이상을 초래할 수 있다"('동의수세보원 해설' 이제마 저, 최희석 해설)라는 것으로 돌려 생각해 볼 수도 있다.

특히 위에서 살폈듯이 이 설명들이 더욱 의미 있는 것은 이제마 선생의 이 이론들이 사실상의 오늘날의 '건강'의 완결 조건 중 하나인 '사회적 관계-인사'를 너무도 정확히 담고 있다는 것이다.

그럼 이런 '건강' 상태를 잘 유지하기 위한 체질별 '완실무병(完實無病)-질병 없이 건강한 상태'의 조건들은 무엇일까?

먼저 태양인은 '소변왕다(小便旺多)' 곧, 소변의 양이 많고 자주 시원하게 보면 튼튼하고 병이 없는 것이다. 태음인은 '한액통창(汗液通暢)' 즉, 땀이 잘 나면 튼튼하고 병이 없는 것이다. 또 소양인은 '대변선통(大便善通)', 대변이 잘 나오면 튼튼하고 병이 없는 것이고 소음인은 '음식선화(飮食善化)' 즉, 식사 후 소화가 잘되면 튼튼하고 병이 없는 것이다.

그 각각의 이유를 살펴보면 먼저 태양인은 '폐대간소'의 체질상 특징으로 인해 원래 밖으로 발산하는 기운이 강하고(폐-호산지기) 내부로 모으는 힘이 약해서 하강하고 흡취하는(간-흡취지기) 기운인 소변을 보면 알 수 있다는 것이다. 덕분에 소변이 시원하면 이 하강하고 흡취하는 기운이 잘 작동하고 있는 것으로 평가하게 된다.

태양인과 반대로 '간대폐소' 한 태음인은 밖으로 발산하는 힘보다 안으로 모으는 힘이 강하다 보니 그 약한 지점인 '호산지기' 즉, 밖으로 '기운을 뿌리는' 땀이 건강을 살피는 가장 중요한 지표가 된다. 덕분에 가슴골까지 시원하게 땀이 흐르는 상태라면 큰 병이 없이 건강하다고 판단한다.

소양인은 비위가 실하고 화열이 잘 생기는 특징으로 인해 몸의 진액소모기 잦은 편이며, 대장에서 위장으로 상승하는 힘이 막히거나 약해져서 위장의 더운 기운(열기)을 조절하지 못하면 대변이 잘 나가지 못하게 된다(위수열 이열병). 그러므로 대변의 상태에 따라 건강의 정도를 살피게 되는 것이다. 반면 '신대비소' 해 늘 소화 기능이 약한 소음인은 얼마나 잘 먹고 잘 소화하냐가 건강의 중요한 지표다. 특히 소음인은 물을 마시는 양도 상대적으로 적은 편이다 보니 음식을 잘 먹고 물도 잘 마시면서 아무 속앓이 없이 생활하고 있으면 대체로 건강하다고 평가받는다.

다만 여기서 태음인의 '땀'에 대해 조금 덧붙일 말이 있다. 태음인은 원래 땀이 적절히 잘 나는 것이 건강한 상태인 것은 맞다. 그런데 최근 이 '땀'으로 인해 일상생활이 힘들다고 호소하는 태음인들이 점점 늘고 있다. 가장 큰 문제는 머리가 뜨거워지고 있다는 것. 다시 말해 머리로 열이 오르며 머리에서부터 줄줄 땀이 흘러 너무 괴롭다는 것이다. 이렇게 되면 제아무리 태음인이라도 땀이 개운한 것이 아니라 커다란 불편함으로 느껴지는 것이다. 왜일까?

두한증. 머리가 뜨거워져 얼굴과 머리에서 땀이 비 오듯 쏟아지는 것이다. 그런데 이런 증상은 태음인만이 아니다. 요즘엔 소양인은 물론 소음인까지 이 두한증을 호소하는 이들이 계속 늘고 있다. 특히 소양인은 원래 발산하는 기운이 강해 약간의 땀을 흘리는 사람들이지만 소음인은 상당히 의외인 상황이다.

그런데 왜 이제마 선생은 이 부분에 대한 말씀이 없으셨을까? 물론 500년 전 이미 '두한증'을 다룬 동의보감을 극찬한 이제마 선생이 이 두한증 자체를 몰랐을 리는 없다. 또 선생의 시기에도 분명 두한증 환자는 있었을 것이다. 다만 이렇게 체질에 상관없이 여러 체질의 사람들이 매우 광범위하게 경험하게 되는 세상은 미처 생각하지 못했을 것이라는 말이다. 그 이유는 뭘까?

자동차다. 이제마 선생의 생전엔 이렇게 모두가 자동차를 타고 다니는 시기가 아니었다. 당시 사람들의 평균 보행 및 서 있는 시간은 현대인보다 무려 8시간이 많았다고 한다. 즉 지금은 그 시간만큼 적게 걷고 적게 서 있다는 얘기다. 덕분에 인체의 건강을 위한 기본 수칙, '수승화강(水升火降)'이 제대로 이루어지지 않는 것이다.

수승화강. 찬 기운은 위로 뜨거운 기운은 아래로. 말 그대로 인체의 조화로운 건강을 위해서는 '머리는 차갑게 아래는 따뜻하게'의 기본이 이루어져야 하는데 이 자동차라는 '신문물'이 움직이지 않는 사람의 발을 자꾸 차갑게 만들고 있는 것. 덕분에 발산돼야 할 열들은 몸 안에 갇히고 결국 머리로 올라가는 것이다. 이 때문에 최근엔 여름인데 발이 차가워서 발에 이불을 꽁꽁 싸매고 자면서도 얼굴과 머리는 또 뜨거워서 땀은 물론 탈모까지 겪는 이들이 많다. (한여름에도 잘 팔리는 그 두꺼운 수면 양말을 생각해 보자.)

따라서 태음인이라면 적절하게 땀을 잘 흘리는 것이 물론 중요한 건강의 지표지만 현대에 와서는 새로운 정보가 하나 더 추가돼야 한다. 바로 흘리는 땀이 지나치게 머리 쪽에 집중돼 있거나 자주 머리가 뜨거워지는 느낌이 든다면 '두한증'을 의심하고 빨리 한의원을 찾으라는 것이다. 또 소음인, 소양인 모두 체질에 관계없이 이와 같은 두한증이 많아지고 있음을 잊지 말고 경계하기 바란다.

전통 한의학계에 내려오는 유명한 말이 있다.
'두무냉통 복무열통(頭無冷痛 腹無熱痛)'.
머리가 차가워서 아플 일이 없고 배가 따뜻해서 아플 일이 없다. 곧, 머리는 차가울수록 좋고 배는 따뜻할수록 좋다는 말이다. 동의보감에도 이와 유사한 말이 나오는데 두한족열(頭寒足熱)이 그것으로 배꼽 아래는 따뜻하게 하고 머리는 차갑게 하라는 똑같은 말이다. 다만 빛의 속도로 사는 현대인들에게 당장 자동차를 버리라 할 수는 없는 일이니 개인적으로 하체로 열을 내릴 수 있는 좋은 운동법 하나를 소개한다. 스쿼트(squat).

고정된 자리에서 일종의 기마자세로 몸의 각도를 조절해 가며 아래로 내려갔다 올라오는 동작을 반복하는 것이다. 이 운동은 특히 대퇴부 근력을 강화하는 운동으로 많이 하는데 중요한 것은 이 대퇴 근육이 우리 몸의 당을 가장 많이 소비하는 근육이라는 것이다. 따라서 주기적으로 이 대퇴근을 강화하는 스쿼트와 같은 운동을 해 주면 몸의 기운을 '수승화강' 시키는

데 상당한 도움이 된다. 만약 오늘도 자동차를 이용하고 계속 앉아 있었다면 당장 한번 해 보자. 물론 처음엔 만만치 않을 것이다. (그러나 미약한 시작은 곧 창대한 끝의 결실로 올 것이니 모두 파이팅!)

어쨌든 이런 현대적 변화를 고려하더라도 일단 태양인은 소변, 태음인은 땀, 소양인은 대변, 소음인은 소화 상태가 각 체질들의 건강의 지표이니 평소 잘 살펴 생명을 유지하는 힘의 근원, 보명지주(保命之主)를 잘 지켜 가길 바란다.

6. 경옥고가 좋은 체질, 공진단이 좋은 체질

"왜 이렇게 기운이 없으세요?"

아침부터 오랜 연으로 제법 자주 뵙던 환자 한 분이 찾아오셨다. 1년 전 손발이 자주 저려 힘들어하다 상당히 호전되고 편안해하던 환자인데 오늘은 영 표정이 안 좋으시다.

"선생님, 저 역류성 식도염이라는데 너무 아프고 뭘 먹지를 못하겠어요. 먹기만 하면 체하는 것 같고 너무 힘들어요."

순간, 잠깐. 소양인이 역류성 식도염? 물론 소양인도 잘못된 생활 습관 등으로 역류성 식도염을 앓을 수 있지만 그래도 흔치는 않은데 왜 갑자기? 거기다 역류성 식도염이 과도하게 통증을 부르는 질환은 아닌데 왜 이렇게 힘들어하시나 잠시 갸우뚱.

원인은 곧 밝혀졌다. 홍삼과 흑마늘이었다. 두 식품 모두 소음인에겐 더없이 좋은 건강식품이 될 수 있는데 문제는 찾아온 환자는 소양인이었던 것. 이 홍삼과 흑마늘이 좋다는 소리에 한참 동안 '열심히' 먹었는데 어느 순간부터 계속 배가 아프고 소화가 되지 않았다고. 그렇게 근 한 달을 끙끙 앓다가 한의원을 찾은 것이다.

다행히 일주일 정도의 체질 침 치료와 약으로 힘든 증상은 모두 사라졌다.

이 환자를 보며 속으로 가장 많이 떠올린 말이 있다. '큰일 났다'.

언젠가부터 건강식품이 무슨 유행처럼 사회를 휩쓰는데 어떨 때는 홍삼, 오가피, 어떨 때는 클로렐라, 또 어느 때는 알로에, 루테인, 녹차 추출물, 노니주스, 마그네슘, 오메가3, 칼슘, 비타민, 글루타치온, 코큐텐, 유산균, 아연, 여주, 새싹보리, 콜라겐, 밀크시슬, 엽산 등등 종류도 많고 이름도 다양하다. 또 언제는 '백수오'가 난리였는데 이것은 소음인 약재로 체질에 맞게 사용해야 하는 대표적인 약재인데 (최근 이 백수오를 두고 태양인 약재라고 주장하는 이들이 있으나 이제마 선생 말씀대로 소음인 약재가 맞다) 유행처럼 마구 여기저기서 판매한다, 먹는다는 소리가 나와 좀 걱정이 된 적도 있다. 특히 식품회사에서 이런 민감한 약재를 온전한 진품으로 사용하는지도 의문이고. 그런 와중에 최근 몇 년간 서서히 이름이 알려지기 시작한 두 가지 한약이 있다. '공진단'과 '경옥고'.

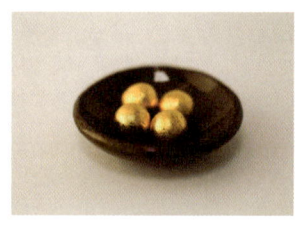
공진단

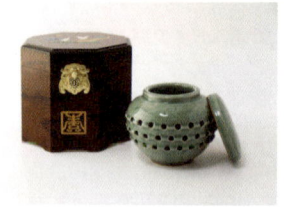
경옥고

특히 코로나 후유증으로 심한 무기력증, 피로감 등을 호소하는 이들이 최근 더 많이 찾고 있기도 하다. 무엇보다 공진단과 경옥고가 최고의 '보약'으로 인식되면서 귀한 선물을 할 일이 있을 때도 많이들 찾곤 하는데 문제는 이 두 한약이야말로 정확히 체질에 맞게 사용해야 한다는 것이다.

먼저 공진단은 당귀, 산수유, 사향, 녹용 등의 약재로 이루어진 최고의 원기 회복 보약으로, 중국 원나라 때 의사 위역림의 가성 비방으로 전해지다가 동의보감에 기록돼 오늘까지 전해지고 있는 한약이다. 특히 이제마 선생은 이 공진단의 재료 중 산수유, 당귀를 빼고 굼벵이, 천문동, 산약을 더해 새로운 공진단 '공진흑원단'을 만들었는데 이 약은 완벽히 태음인에 특화된 것으로 태음인의 기력저하나 말기 암 시기 또는 간이 좋지 않을 때 상당히 좋은 보약이다.

다만 이 공진단을 피해야 하는 체질이 있는데 바로 태양인이다.

공진단은 특히 만성 피로회복, 불면, 간 기능 개선, 치매 예방, 불안, 두통, 정력 강화, 항암효과 등에도 좋지만 수험생들의 집중력 강화, 키 성장 등에도 상당히 좋은 효과를 발휘하는 명약 중의 명약이다.

다음 경옥고는, 동의보감에서 장기복용하면 무려 300세까지 살 수 있다는 '호언장담'이 있을 만큼 또 하나의 진짜 '보약'인데 생지황, 복령, 꿀, 인삼 등의 재료로 피곤하고 기운이 없는 사람들, 면역력 저하 등으로 잔병치레가 잦은 사람들에게 좋다. 이런 효능으로 경옥고는 소음인에게 가장 좋은 보약으로 통하는데 그 외 감기가 잦고 호흡기가 약한 경우, 여성의 피부 미용(기미 잡티), 여성의 갱년기 장애 극복 등에도 탁월한 효과를 보인다.

다만 경옥고는 소양인에게는 권하지 않는데 그 이유는 하나, 인삼 때문이다.

원래 경옥고에 들어가는 생지황과 복령 등은 모든 체질에 두루 사용할 수 있고 한열(寒熱)의 편차가 심하지 않은 약재들이다. 더구나 '복령'은 모든 체질의 자율신경계통을 편안하게 해주는 약재며 '생지황'은 혈액순환을 도와 어혈을 제거하는 역할을 하기도 해 누구든 도움을 받을 수 있는 약재다. 그런데 이렇게 모든 체질에 두루 사용할 수 있는 생지황과 복령이 들어있어도 단 하나 '인삼' 때문에 소양인에게 권할 수가 없는 것이다. (사실 인삼, 홍삼은 우리가 일상에서 너무도 쉽게 접하는 약재들인데 이렇게 체질에 따라 다르게 선택될 수 있음을 반드시 명심해야 한다.) 그래도 태양인에게는 괜찮다. 소음인만큼의 극적인 효과를 기대할 순 없지만 태양인의 보약으로도 충분히 좋은 역할을 하기 때문이다.

그래도 보약이라 하여 무조건 장복하거나 과도하게 의지하려고 하는 것은 좋지 않다는 것이 130년 전 이제마 선생의 조언이다.

다시 말해 약을 복용하여 병세가 호전되는 것보다는 약을 쓰지 않고 병이 낫는 것을 '복약의 도(服藥之道)'로 생각했다는 것이다. 특히 이제마 선생은 병이 없는데 이유 없이 약을 복용하는 것을 절대 금하라 '명'했으며, 마음을 다스리지 않은 채 보약만을 상복하는 것은 오히려 병을 돕는 것이라 경고하기도 했다.

실로 약을 처방하는 자 그리고, 약을 복용하는 자 모두에게 주는 지혜의 '죽비'가 아닐 수 없다.

7. 보약은 영양제? 치료 약?

앞에서 보약이라고 무조건 의지하고 함부로 먹어서는 안 된다고 말했지만 그래도 필요할 때는 적절히 선택할 수 있어야 하는데 이때 사람들은 두 갈래 길에서 고민에 빠진다. 이게 과연 '영양제'인가, '치료 약'인가, 하는 것이다. 솔직히 어디 구체적인 병명이 있는 것도 아니고 그저 조금 몸이 피로한 것이니 '영양제'인가? 아니 솔직히 피곤하고 잠도 잘 못 자고 괜히 다리에 힘도 빠지는 분명한 '증세'가 있으니 '치료 약'인가?

정답은? 둘 다 맞다. 보약은 때로 영양제면서 또한 치료제의 역할도 하기 때문이다. 사람이 시시때때로 피로해지고 기운을 잃는다는 것은 이미 몸 안의 기혈이 부족하다는 것이다. 그리고 이렇게 기혈이 부족해지면 그때부터 몸은 '아직은 이름 부를 수 없는' 어떤 미병(未病) 상태에 놓일 수 있다. 또 실제로 그저 피곤하다는 하나의 이유만으로도 어떤 질병의 씨앗이 자라고 있을 수도 있는 것이다. 때문에 '영양제'로 선택한 보약이지만 그것은 또 하나의 '치료제' 역할도 담게 된다. 심지어 최근엔 한방의 이런 보약들이 기혈(氣血)을 충실하게 보충하는 덕분에 오장육부까지 건강해지는 효과가 생기고 그것이 면역력을 올리면서 이름하여 '자연살해세포(Natural Killer Cell)- NK세포'의 활성화를 기대하게 한다는 연구들도 이어지고 있다.

무엇보다 NK세포는 일종의 선천 면역을 담당하는 세포로 어떤 세포가 바이러스에 감염되거나 종양이 형성되려고 할 때 가장 빠르게 반응하는 세포다. 특히 스트레스를 받은 세포를 스스로 인식해 해당 세포를 사멸시키는 역할도 담당하면서 이 '자연살해세포'라는 이름을 얻었는데. 말 그대로 면역력이라는 '성(城)'의 제1 '병사'라는 얘기다.

물론 한방의 보약이 의미 있는 것도 바로 이런 지점, 단순히 하나의 병증에 작용하는 것이 아니라 몸 전체의 면역력을 높여준다는 것이다.

다만 조심할 것은 역시 체질에 맞는 약재, 체질에 맞는 약을 신중히 선택해야 한다는 것. 일례로 어떤 소양인 아이는 단지 홍삼을 2~3개월 복용해 50세를 못 살게 될 수도 있고, 어떤 태음인 아이는 어려서 먹었던 녹용보약 한 첩이 아이를 100세까지 건강하게 살 수 있도록 도울 수도 있다. 특히 말기 암 환자라 하더라도 체질에 맞는 보약을 잘 선택해 장기생존을 모색할 수도 있는데 이때는 보약이라는 것이 말 그대로 그냥 '몸을 보하는' 수준을 넘어 스스로 병을 이기는 가장 큰 '치료제'의 역할을 하는 것이다.

끝으로 운동선수들의 '보약'에 대한 얘기를 좀 해 보고 싶다.

운동선수들 상당수가 도핑검사로 인해 한약 먹기를 기피하는 경우가 있는데 한약 중에 도핑과 관련된 약재는 '마황'과 '반하'다. 여기서 '마황'은 주로 다이어트나 감기에 사용되는 약재이며 '반하'는 대체로 가래에 사용되는 약재로 운동선수들의 보약으로 사용될 일은 전혀 없다. 그 외도 도핑과 관련된 약재는 실제로 한의원에서는 전혀 사용하지를 않는다. 그런데도 누구보다 보약이 필요한 운동선수들이 지레 걱정이 앞서 한의원을 찾지 않는 것은 조금 안타까운 일이다.

사실 누구나 경험하지만 안 하던 운동을 하다 보면 항상 종아리근육이 뭉치게 된다. 운동선수들은 이런 근육들이 늘 긴장돼 있고 뭉쳐서 단단해지는데 근육의 이런 과긴장을 풀어 주는 데는 우리나라 경북 의성지역의 '백작약'이라는 약재가 아주 효능이 좋다. 덕분에 운동선수의 보약에 이 작약을 추가하면 근육의 뭉침과 근육 피로가 풀어지면서 더 좋은 힘을 낼 수 있게 된다.

또, 태음인 운동선수들은 폐가 약해 늘 다른 동료들보다 힘이 더 들고 더 빨리 지칠 수 있는데 이때는 폐 기운을 올릴 수 있는 '녹용보약'이 좋다. 다만 이때 사용하는 녹용은 국산보다는 러시아산이나 뉴질랜드산이 좋으니 참고해 보자. 그 외에도 덩치가 큰 태음인 운동선수들에게는 녹용과 사향이 들어간 공진단도 더할 나위 없이 좋은 보약이니 같이 권해 본다.

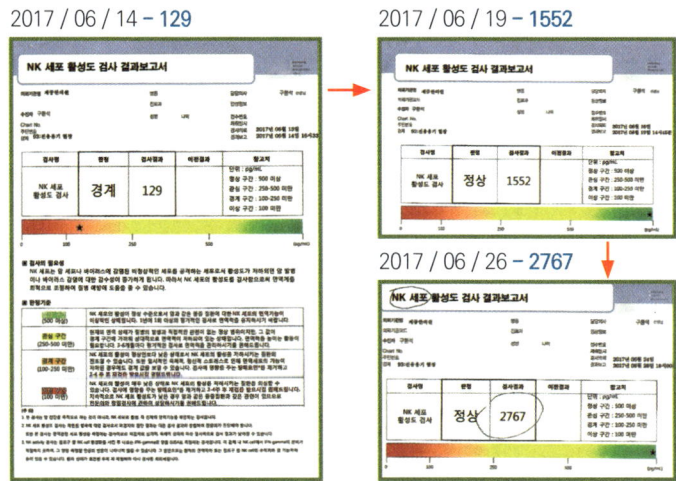

보약 복용 후 NK 세포의 활성도 증가 (1)

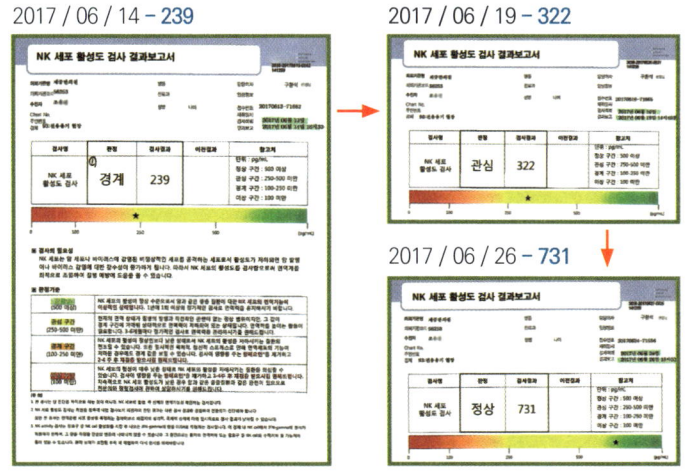

보약 복용 후 NK 세포의 활성도 증가 (2)

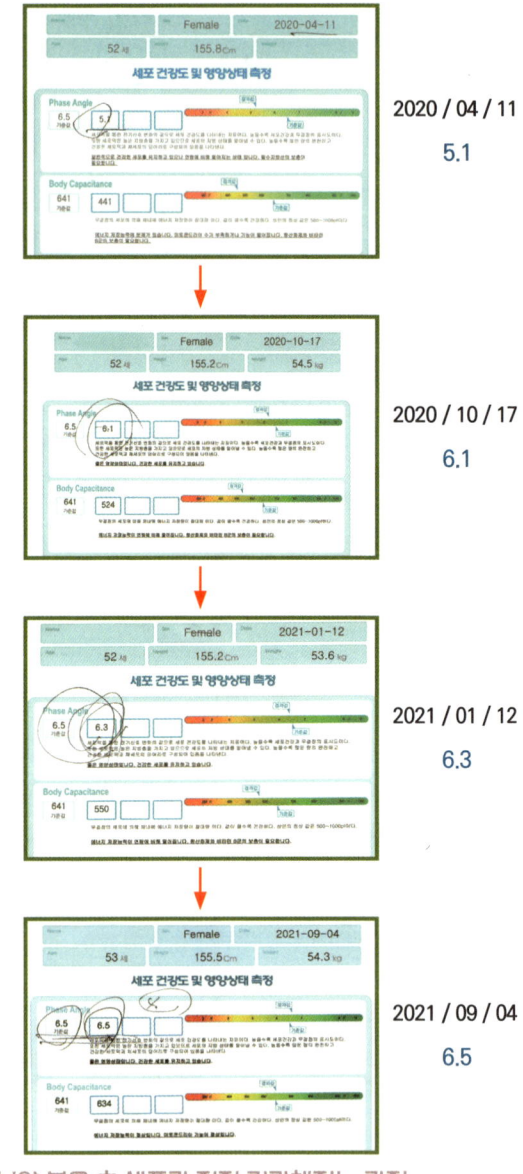

보약 복용 후 세포가 점점 건강해지는 과정

8. 역병의 시대, 코로나 후유증

한의학 의서 중 가장 중요한 것으로 평가받는 '상한론' 서문을 보면, 저자 장중경의 친인척 상당수가 역병으로 사망한 것을 알 수 있다. 덕분에 '상한론'은 '역병 치료를 위해 저술되었다'라는 얘기를 듣기도 한다. 그만큼 오래전부터 이 '역병'은 각 시대의 사람들과 길고도 질긴 연을 이어 오고 있다는 얘기다.

疫. '역병'을 말하는 이 '역' 자는 사전적 의미로 '전염 또는 전염병을 일으키는 귀신'이라는 뜻을 가지고 있다. 이 때문에 의미도 두 가지 뜻으로 해석되는데 먼저 사전에 올라 있는 의미를 바로 옮겨 보자.

"疫 자가 疒(병들 녁) 자와 役(부릴 역) 자가 결합한 글자라는 것이다. 즉 疫 자는 '부림을 당하는 병'이라는 해석이다. 고대 중국에서는 전염병을 귀신이 퍼트리는 병이라 생각했기 때문이다. 또 다른 해석으로는 疫 자에 쓰인 殳(몽둥이 수) 자가 '몽둥이'라는 의미를 전달한다는 것이다. 마치 온몸을 두들겨 맞은 것과 같은 병이라는 의미에서 전염병이라는 뜻을 갖게 되었다는 해석이다."

그 외도 이 '疫(역)' 자는 형성 문자로 다시 봤을 때 마치 '병상에 드러누운 모양' 같다고 해서 '드러눕게 하는 재난'을 의미하는 글자로도 이해되고 있다.

그리고 보면 중국의 한자에서 이해한 이 세 가지 뜻은 모두 의미가 있는데 먼저 귀신에 들린 듯, 귀신의 행각인 듯 삽시간에 병이 퍼지는 것이 그 첫 번째고, 두 번째는, 몽둥이로 두들겨 맞은 듯 아프니 그 의미 또한 일리 있고 세 번째는, 결국 병상에 드러눕게 되는 것이니 그 역시 충분히 가능한 의미로 볼 수 있다.

어쨌든 이런 의미를 가진 '역병'은 우리나라만 해도 기록이 없는 기원전은 차치하고라도 당장 '삼국사기'에 상당한 양의 정보들이 전해지고 있는데 여기서는 주로 삼국시대와 통일신라 시대의 역병들을 다루고 있다. 다만 당시엔 의료적 수준이 낮다 보니 국가가 대단히 큰 조치를 취할 수는 없었고 한시적으로나마 의료 인력을 양성한다거나 흉흉해진 민심을 다루는 데 주력했던 것으로 보인다. 그 후 고려와 조선을 거치며 드디어 역병이라는 것이 국가 차원에서 대비하고 관리해야 하는 질병이라는 인식들이 생기고 덕분에 활인서 등의 기구를 통해 백성 구휼에 대한 다양한 방책들도 나오기 시작했던 것 같다.

전 세계적으로도 이런 역병은 늘 단기간 내 수많은 사람을 감염시키고 결국 시대의 문화 자체를 바꿔 놓기도 했는데 중세 유럽을 휩쓸던 '페스트'도 그중의 하나일 것이다. 페스트는 특히 너무 많은 사람이 사망하면서 결국 '강제적으로' 일할 사람이 부족해지고 그것이 오히려 견고한 신분제의 중세를 무너뜨리는 아이러니로 작용하기도 하는데. 바로 이때부터 유럽엔 신흥 부르주아 계층이 떠오르게 된다.

그리고 모두가 기억하는 20세기 초 전 세계를 휩쓸아친 '스페인 독감'.

1918년 시작된 이 스페인 독감은 1차 세계대전의 와중에 터지면서 빠른 전쟁 종식과 대공황의 시발점으로 얘기될 만큼 전 세계에 상당한 영향을 미쳤는데, 그만큼 '역병'이라는 것은 그저 한 번 유행처럼 흐르다 마는 것이 아니고 사람들의 사고체계, 문화, 경제, 정치 모두에서 변화를 가져왔음을 알 수 있다.

이번 코로나19 역시 다르지 않아 보인다. 특히 의료인의 입장에서 가장 크게 걱정되는 부분은 역시 다중의 '건강'에 대한 측면이다. 더구나 이번 코로나19는 역사상 가장 빠르게 백신이 공급된 역병이기도 한데 문제는 시간이 짧았던 만큼 그 위험성도 무시할 수 없다는 것이다. 물론 현재와 같이 무차별적으로 역병이 번지는 상황에서는 그래도 백신이 있다는 것이 조금이나마 도움이 되는 것은 분명하다. 다만 도움이 되는 만큼 그 뒷면의 위험성 역시 고민해야 할 부분으로 그것은 누구도 장담할 수 없다는 것이다. 더욱이 코로나19는 감염 후 완치가 되었다 해도 상당 기간 후유증을 앓는 환자들이 많다는 것이 또한 문제다.

제중한의원에도 최근 이런 코로나19 후유증을 호소하는 환자들이 적지 않게 방문하고 있는데 이들의 상당수는 이미 PCR 재검사상 음성으로 나올 만큼 '이론상으로는' 분명히 완치가 된 환자들이다. 그런데도 숨을 쉬지 못할 정도의 발작적 기침이 하루 내내 이어지면서 정상적인 일상생활을 영위하지 못하고 있는 것이다.

지난 4월 만났던 15살 이지훈 군도 그랬다. 이미 치료 기간이 10여 일 지나 충분히 회복기에 들어갈 시점이었는데도 밤에 잠을 못 자고 학교에도 갈 수 없을 만큼 기침이 심했다. 한의원을 방문해서도 기침이 계속 이어져 오죽하면 같은 폐 질환을 앓는 사람들조차도 왜 저렇게 심한가, 안타까운 눈길을 줄 정도였다.

지훈 군의 체질은 태음인 목양체질. 다행히 이 체질에 맞는 약이 있다. '마황정천탕'과 '열다한소진해탕'이 그것. (앞서 밝혔듯이 이 '열다한소진해탕'은 이제마 선생의 '열다한소탕'을 응용해 제중한의원이 따로 개발한 약이다.) 기침으로 뜨거워진 태음인의 폐의 열을 내리고 기관지를 편안하게 해 줄 수 있는 약이다. 특히 지훈 군처럼 기침은 심한데 땀이 나지 않는 태음인에겐 가장 좋은 약이 이 두 가지의 약이다. 약은 한 달 치가 처방되었는데 복용 후 일주일이 지나자 서서히 기침이 줄어들기 시작해 15일이 지나자 완전히 멈췄다.

지훈 군과 같은 코로나19 후유증 외에도 몇 년 전부터 간간이 가습기살균제 피해로 고통받는 환자들이 찾아오고 있는데 이 또한 후유증이 만만치 않은 새로운 질병이다.

지난 2011년 11월 이 가습기살균제 피해가 사회를 발칵 뒤집으면서 수많은 사람이 사망하거나 평생 인공호흡기를 달고 산다는 보도가 이어졌는데 그 상황까지 가지는 않았더라도 폐섬유화로 고통받는 이들, 후유증으로 기침 가래가 심해 일상생활을 포기해야 하는 환자들이 여전히 많다. 그런데 놀랍게도 이들 중 상당수는 가습기살균제 피해자 규모에 포함되지도 않고 있다. 결국 온전히 혼자의 고통으로 혼자서 감당해야 하는 기가 막힌 상황에 놓여 있는 것이다.

2018년 찾아온 30대 서진영 씨도 이렇게 혼자서 감당하는 고통에 힘들어하는 환자였는데 단순한 기침 가래를 넘어 호흡곤란에 숨이 차고, 무기력증으로 우울증세까지 가히 '총체적 난국' 상황을 살고 있었다. 더구나 소음인 수음체질이었던 진영 씨는 너무 오랜 기간 양약을 먹으면서 그렇지 않아도 약하던 소화기가 더 약해져 몇 년째 소화불량을 일상다반사로 겪고 있었다.

가끔 소음인들을 치료하며 늘 걱정하는 부분이 이것인데, 소음인들이 오랫동안 양약을 복용하면 반드시 소화기 계통의 또 다른 문제를 안게 된다는 것이다. 또 일상생활이 곤란할 정도의 장기적 기침 가래 증세를 갖게 되면 다른 어느 체질보다 심리적 무력감과 우울감을 함께 겪는다는 것이다. 평소 잘 표현하지 않고 예민하며 꼼꼼한 성격의 소음인들이다 보니 아플수록 점점 더 바깥을 차단하고 자기 속으로만 들어가는 것. 따라서 소음인들에게는 아프면 더 빨리 더 자주 병원을 찾아서 빠르게 해결할 방법을 찾아보자고 권하고 싶다. 물론 환자의 가족들도 이런 부분을 좀 더 유념해 줬으면 하는 바람이다.

어쨌든 어느 시기에나 있었던 역병이지만 가능하면 겪지 않고 지나가는 것이 가장 좋은데 이번 우리 세대는 어쩌다 코로나19라는 또 하나의 역병을 겪고 있다. 특히 전염병은 아니라 하더라도 시대가 만들어 낸, 역병 아닌 역병 같은 가습기살균제 피해까지 단 하루도 우리의 폐는 안전하지 못한 위험 상태에 놓여 있다. 실로 편안하고 깊은 호흡이 어려운 시대다.

9 한방과 양방, 그 따로 또 '같이'의 길

 우리나라의 시금과 같은 한방과 양방의 의료이원화체계는 1951년 '국민의료법'이 제정되면서 시작됐다. 1885년 선교사면서 의사인 알렌(Horace Newton Allen, 安連)이 우리나라 최초의 근대의료기관인 '광혜원(제중원)'에서 처음으로 대민진료를 시작한 지 70년이 지나서의 일이다. 결국 그 이전까진 한방과 양방 모두 특별한 법제 없이 각자의 영역에서 일해 왔던 것. (물론 일제하 이런저런 제도들이 아예 없지는 않았으나 대체로 전통 한방을 약화시키는 방법으로 기능했던 것이 사실.)

 그런데 이 '각자의' 영역이라는 것도 지금보다는 훨씬 융통성이 있어서 양한방 협진의 노력들이 상당히 많았던 것으로 보이는데 그 노력의 시발점은 원래 1899년 최초로 설립된 관립 의학교에서 시작된다. 당시 이 의학교의 초대 교장으로 초빙된 종두법의 지석영 선생은 부임하면서 분명히 "양의와 한의(동의)를 동시에 교육하는 길을 열겠다"라고 선언하는데 그 덕분에 20세기 벽두인 1900년 1월 제정된 우리나라 최초의 '의사규칙'에는 이 양한방 '통합의사'의 개념이 분명히 밝혀져 있다. 다만 "의사는~맥후진찰(脈候診察)과~침구보사(針灸補瀉)를 통달해…"라는 '의사'에 대한 정의가 후에 양의들에 의해, '지나치게 한방 위주의 규칙이었다'라는 불만을 사기도 했지만 새겨 볼 부분은 거의 90% 이상 한방 중심의 사고체계였던 1899~1900년 당시에 이런 양한방 협진의 개념을 고민했다는 것에 더 큰 의미를 두어야 하지 않을까 싶다. 다시 말해 한방 위주의 사회체계, 대중 의식구조, 현실 문화 속에서도 오히려 양방을 밀어내지 않고 같이할 부분, 협진을 심도 있게 고민했다는 것이다.

문제는 최초 관립의학교의 이런 '협진'의 정신과 전통이 현대에 이르러 거의 명맥을 찾아볼 수 없을 만큼 흐려졌고 때로 지나친 반목의 현장들까지 나타나면서 양한방의 '함께 걷기'가 점점 힘들어지고 있다는 것이다. 그나마 90년대 말 몇몇 양한방 협진 병원들이 나름대로 규모 있게 출발하기도 했지만 최근엔 그것마저 제한적 '흉내 내기'에 그치고 있다는 것이 안타까운 현실이다.

실제로 '양한방병원'이라는 거창한 이름과 달리 양방에서는 보조적으로 한의사를 일부 고용하거나 겨우 요양병원에서 채용하는 일이 대부분이고, 한방병원 또한, 몇몇 진단검사를 위한 시스템을 마련해 역시 보조적으로 '한양방병원'의 이름만 사용할 뿐 사실상의 '협진'을 찾아보기는 쉽지 않다. 여기에 더해 아예 '사보험'의 보험금 수령을 쉽게 하기 위한 일부의 양의사

채용, 국민건강보험의 좀 더 많은 청구를 위한 몇몇 일부 요양병원의 한의사 채용 등도 무시할 수 없는 현실이다.

그럼에도 불구하고 복잡해지는 사회와 질병의 양태를 볼 때 한방과 양방의 걸음은 '따로'보다는 '함께'의 이득이 훨씬 많다.

다음은 한약재에 대한 놀라운 혜안과 식견으로 현대 우리나라 본초학의 최고봉으로 꼽히는 경희장수한의원 윤성중 선생이 중국의 연구('중서약물상호작용' 제2판, 인민위생출판사)를 인용해 알려 주는 '한약-양약 병용 요법'의 사례들이다. 한-양방 병용의 지혜가 필요한 이들에게 큰 도움이 될 것으로 생각해 그대로 전달한다.

1) 항암제와 '보중익기탕'이나 '십전대보탕' 등의 보약의 병용이 항암제의 부작용을 최소화하고 암 환자의 자각증상(암 자체나 항암제의 부작용으로 인한 고통)을 감소시켰다고 한다.
2) 위궤양 환자에게 '잔탁' 같은 치료제와 함께 '시호계지탕' 등의 병용이 위점막 방어인자를 높인다고 한다.
3) 항정신성 약물의 대표적 부작용인 목마름증 감소에 '백호가인삼탕', '오령산' 등의 병용이 유익한 효과를 나타냈다고 한다.
4) 기관지천식에 '시박탕' 투여가 기관지천식의 발작 빈도와 강도를 경감시켰고, 스테로이드제의 감량 내지는 이탈이

촉진되었다고 한다.

5) 알레르기성 비염에 '소청룡탕'과 항히스타민제와 항알레르기제의 병용 치료가 단독 치료보다 효과적이었다고 한다.

6) 만성신염과 신 증후군에 '시령탕' 투여가 스테로이드의 감량과 이탈을 촉진시켰다고 한다.

7) 만성간염에 '인터페론' 이외의 약물과 '소시호탕'의 병용 투여가 간 기능 개선과 간암 발생 억제에 도움이 되었다고 한다.

8) 만성위염에 소화제와 '육군자탕'의 병용 투여가 효과적이었다고 한다.

9) 혈압강하제에 조등산 병용 투여가 고혈압성 두통에 효과적이었다고 한다. '맥문동탕' 투여가 혈압강하제(ACE 저하제)로 인한 기침 부작용 방지에 도움이 되었다고 한다.

10) 당뇨병에 인슐린 등의 혈당강하제와 '우차 신기환' 병용 투여가 당뇨환자의 말초신경장애 개선에 도움이 되었다고 한다.

11) 불임증에 배란촉진제와 '당귀작약산', '온경탕', '계지복령환'의 병용 투여가 효과적이었다고 한다.

12) 갱년기 증후군에 여성호르몬 보충 요법과 '가미소요산', '당귀작약산'의 병용 투여가 효과적이었다고 한다.

13) 전립선비대증에 알파차단제와 '팔미지황환', '육미지황환'의 병용 투여가 유익했다고 한다.

이 외에도 2022년 8월 면역항암제와 한약을 함께 먹으면 항암 효능이 훨씬 극대화된다는 연구 결과가 나와 대서특필되기도 했는데, 이때 주목한 약이 '보중익기탕'이다. 보중익기탕은 원래도 피로 권태, 식욕부진, 허약체질 개선 등에 효능이 있어 항암치료 중인 환자들이 면역력을 높이기 위해 제법 많이 찾던 약인데 이번의 연구 결과를 통해 그 효능이 단순한 면역력 높이기를 넘어 실제적인 치료 효과까지 있음이 입증된 것이다. (국내 연구진인 정미경 한국한의학연구원 한의약융합연구부 박사 연구팀은 이런 연구 내용이 담긴 논문을 약리학 분야 국제학술지 '프론티어스'에 게재했다.)

1950년대 본격적인 양한방 '이원화'에 들어갔던 우리와 다르게 중국에서는 이 시기부터 오히려 실질적인 '양한방 일원화'의 길을 열었다. 덕분에 중국에서는 위에 소개했던 것과 같은 양약과 한약의 병용 투여가 이미 보편화되고 있다. 실제로 중국의 병원, 의원에서는 양약과 한약을 자유롭게 사용하고 있으며 심지어 한약 주사제와 한약 수액 제재까지 다양한 의료 제재들이 질병 치료에 응용되고 있다. 또 한약 제재에 상호 보완 작용을 하는 양약을 첨가한 '한-양약 제재'도 널리 사용되고 있어 가히 양한방 일원화의 신기원을 열고 있다.

일본 역시 이미 20여 년 전 본격적인 양한방 공통교육을 향해 나아가기 시작해 지금은 의과대학의 커리큘럼에서 '전통 의학'(일본에서는 특별히 '캄포의학'이라고도 한다)을 같이 교육 받는 것이 당연시되고 있다. 지난 2016년 나온 국내 연구보고에 의하면 "2001년 일본 문부성에 의해 의과대학생의 전통 의학에 대한 교육의 당위성이 고지된 이후 일본 내 대다수의 의과대학에 '전통 의학' 과목이 개설되었다. 그 결과 2016년 현재 일본 의과대학의 무려 90% 대학에서 전통 의학 관련 교육을 실시하고 있으며 이 가운데 61.9%가 4학년 학생들을 대상으로 교육되고 있다. 또 평균 강의 시간 역시 16.2시간(±8.8시간)으로 적지 않아 지금의 일본 내 거의 모든 양의사는 전통 의학에 대한 기본 지식을 어느 정도는 갖추고 있다고 볼 수 있다." ('일본 의과대학에서의 전통 의학 교육의 현황 조사연구', 명예슬, 안수연, 손창규, Korean journal of acupuncture v.33 no.1, 경락경혈학회, 2016)

실제로 얼마 전 보도로는('中·日, 코로나 치료에 한의약 적극 활용…한국은?', 윤영혜, 한의신문, 2022.01.25) 중국과 일본은 이번 코로나 치료에서도 한약을 적극적으로 활용해 과립 한약재 처방이 많았다고 한다. 특히 일본은 의료일원화 체계 덕분에 한약재 처방이 자유롭다 보니 더욱 많은 양의사가 주저없이 한약 처방을 시행하고 있다고 한다. 말 그대로 기사에서처럼 "타이레놀 쓰듯 한약을 쓸 수 있는 환경"이라는 것이다.

중국과 일본의 이런 발 빠른 움직임들을 보면 한편으로는 부럽고 또 한편으로는 우리도 당장 무엇을 해야 하는 것이 아닌가, 마음이 급해진다. 그러나 부산의 한의사 한 사람의 생각으로 될 수는 없는 일. 결국 대한민국 모든 양식 있는 의료인들 그리고 의과대학이 나서야 하고 한의과대학 역시 좀 더 보폭 넓은 발걸음으로 적극성을 발휘할 수 있어야 할 것이다.

 사실 양방이든 한방이든 모든 의사의 존재 이유는 단 하나다. '환자를 구하라'.

 단 한 명이라도 더, 단 한 사람이라도 더, 그 목숨을 구하는 것에 의사의 삶은 온전한 의미를 갖는다. 그 하나의 목적과 가치를 지켜 나가는 길에 무슨 양방과 한방의 가름과 나눔이 필요할까. 세상은 점점 복잡해지고 진료실을 찾는 환자들의 질환 역시 점점 더 다양화하고 있다. 그만큼 서로의 지혜와 통섭이 필요한 시대가 다가온 것이다. 지금이라도 당장 양방과 한방 모두가 머리를 맞대어야 하는 이유도 여기 있다. 양방과 한방, 한방과 양방. 따로 또 '같이'의 길을 이제는 본격적으로 열어야 한다. 같이 걷자.

사상체질별 운동 추천

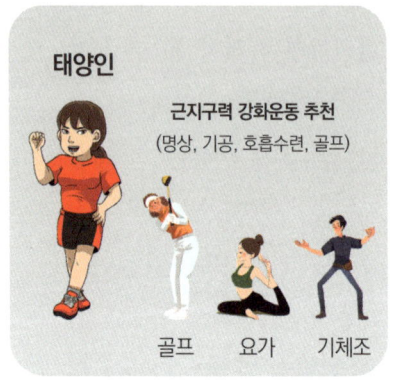

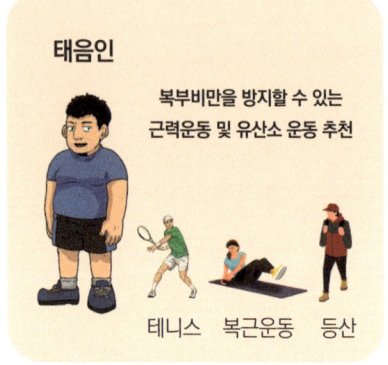

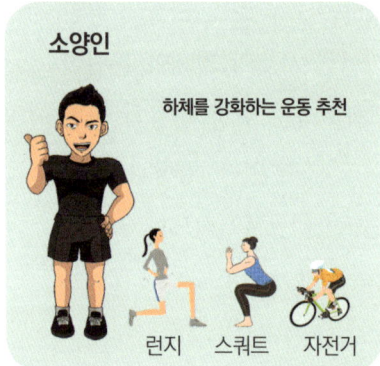

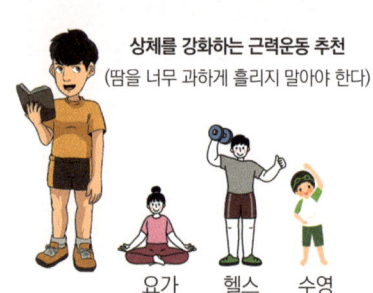

詳校懸吐東醫壽世保元(韓斗正).(상교현토동의수세보원, 한두정)
東醫壽世保元 (동의수세보원). 東武遺稿(동무유고).
東醫壽世保元四象草本卷(동의수세보원 사상초본권)을 중심으로 요약

사상체질	이로운 음식	금하는 음식
태양인	감, 홍귤, 앵두, 다래, 배추, 조개류, 붕어, 순채나물(순나물), 메밀, 모과, 채소와 과일, 오가피, 머루뿌리	술, 厚味(기름진 고기)
태음인	밤, 가지, 배, 순무, 도라지, 설탕, 들깨기름, 벼, 조, 율무, 두부, 콩, 콩나물, 소고기, 청어, 명란, 술	메밀
소양인	오이, 참외, 호박, 수박, 배추, 밀, 보리, 팥, 찰기장, 녹두, 녹말묵, 돼지고기, 생계란, 광어, 새우, 게, 가재, 굴, 해삼, 복분자, 돼지간, 보리밥	닭고기, 술, 마늘, 엿, 꿀, 뱀고기, 개고기, 사슴피, 노루간, 후추, 생강 등 맵고 더운 음식
소음인	대추, 파, 마늘, 고추, 후추, 고사리, 미나리, 꿀, 엿, 소금, 아주까리, 감자, 메기장, 찹쌀, 개고기, 닭고기, 꿩고기, 명태, 정어리	돼지고기, 메밀, 날것, 찬 음식